気になる「むくみ」
不調を改善する

むくみとり事典

医師 川嶋朗・監修

SDP
STARDUST PICTURES

はじめに

朝起きて顔や体がむくんでいると、ガッカリしてしまいますよね？　太った覚えはないのに、顔も大きく見えて、なんだか脚も重い……早くリカバーしたい！と思った経験は誰もがあるはず。

そんな〝むくみ〟は、実は見た目の問題だけではありません。

体が冷え、血流やリンパのめぐりが悪くなっていることを知らせる、体からの〝なんとかして！〟というサインであることも多いのです。そのまま放置しておくと、見た目に影響が出るだけでなく、深刻な不調や病につながっていくことも。

だから〝むくんでいる〟日は、体からお手紙をもらったと思って、放っておかずケアしてあげたいもの。

だけど、忙しい毎日でいろいろな努力をするのは大変……。

そんな人こそ難しく考えず、ごく簡単なできることを試してみましょう。本書では、お茶を飲むだけ、いつもの食事にちょっとスパイスを振るだけ、誰でもできるツボ押しなど、日常生活の中ですぐにできるアイデアをたくさんご紹介しています。

できること、たったひとつからでいい。疲れた体に、ちょっとだけイイことをしてあげませんか？　翌日むくんでいなかったら、朝からうれしい気持ちになれる。〝むくみ〟を救う、ちょっとしたアイデアで気分がアガる、体も心も元気になるきっかけとなるかもしれません。

contents

002 はじめに
010 「むくむ」って、どういうこと?
014 「冷え」はむくみの最大の原因なのです
018 「未病」という言葉を知っていますか?

第1章 知っておきたい「むくみ」基礎チェック

022 むくむ生活習慣とは? 日常的に避ければむくみ防止に
024 足の甲でむくみ度チェック! 女性はむくみやすいと知ろう
026 「むくみやすい人」と「むくみにくい人」、どちら?
028 漢方でいう「水滞」が「むくみ」。漢方のおすすめケアも知ろう
030 質のいい睡眠が水太りとサヨナラできる味方に
032 「水は1日2ℓ」はマストではない!?

第2章 「気になる部位別」むくみとりアイデア

036 全身のむくみを呼ぶ「水毒」退治はふくらはぎから!
038 パンパンになりやすい脚は、「ツボ押し」習慣でスッキリ
040 筋肉が大きい太ももをほぐせば、脚も全身もむくみレスに!
042 むくみがちな「目元・まぶた」にはどこでもできる眼球体操を
044 気になる顔全体のむくみは「推しツボ」でスッキリ!
046 冷えやすいお腹はむくんで太る! こまめな「リンパケア」を習慣に
048 ワキの大きなリンパを流して、二の腕スッキリ、細見えに

050 首に「あったかタオル」を当てて肩・首のコリにサヨナラ
052 手指のむくみには、この2つのツボを覚えておきたい！

第3章 食べ物・飲み物でむくみをとる

056 起き抜けに飲むレモン水を朝の習慣にする
058 お茶に含まれるカフェインはむくみ解消にも役立つ
060 簡単で効果を実感しやすい。いいこといろいろ白湯健康法
062 カリウム豊富な野菜を食べて体の塩分バランスを保つ意識を
064 豆・イモ類にも豊富なカリウム。おやつでも積極的に摂ろう
066 ストレスや疲労を軽減！パワフルなビタミンB群の働き
068 女性にうれしいことといろいろ。大豆を食べて元気に、キレイに
070 驚きの栄養素が詰まってる！デザートにはクランベリーを
072 工夫次第でおいしく減塩！「朝だけ塩抜き」のすすめ
074 塩分なしでおいしさだけプラス。スパイス・ハーブ・香辛料を活用
076 摂り過ぎ注意！ カフェインは適度な量を守ってむくみ防止に
078 実はノンカフェインの健康茶。たんぽぽコーヒーのすごいパワー
080 食用に、化粧品にと変幻自在。スーパーフード、ハトムギのパワー
082 ビールの原料というだけじゃないハーブとしてのホップの働き
084 色で識別できる!?体を冷やす&温める食べ物

086 体を温める食べ物の代名詞 ショウガのパワーを最大限に
088 ドリンクにショウガをプラスして ティータイムを温活タイムに
090 温めパワーの高い食材を使えば 体を冷やす食材の作用が和らぐ
092 コーヒーにプラスαで 体を冷やす作用を和らげる
094 栄養豊富な昔ながらのおやつ、 あずきの健康効果を再認識
096 いまこそ注目したい、 和食の「一汁三菜」スタイル
098 ケーキはたまのごほうびに。 おやつを食べるなら和のスイーツ
100 水を一杯飲んでもむくむ、 パサつく人は〝ネバネバ〟食品を
102 漢方薬はオーダーメイドでこそ 体にいい効果を期待できる

第4章 むくみをとる生活習慣アイデア

106 冷えればむくむ、むくめば冷える。 この方程式を肝に銘じよう
108 冬も夏もマストで使いたい！ 腹巻きでお腹を温める
110 手足の冷えには背中の 2箇所に貼るカイロがおすすめ
112 足首を覆うアンクルウォーマーは 冷え＆むくみ解消の秘密兵器
114 「食事の時間だから食べる」はNG。 「お腹が空いたら食べる」を習慣に
116 足の位置を高くして寝ると むくみ解消に役立つ
118 呼吸に意識を向けるだけで 心と体が整い、体が温まる
120 体を芯から温めるには ぬるめのお湯にゆっくりつかる

入浴剤にも使える
食材やハーブ類がある 122
サウナは長時間ガマンは避けて。
10分程度がおすすめ 124
驚きの発汗作用！
エプソムソルトを週1回の習慣に 126
「ふくらはぎ伸ばし」で
ふくらはぎのポンプ機能を高める 128
座り姿勢を正し、ゆがみを防止。
三角タオルをデスクワークに 130
指を組むだけの簡単な動作で
血流アップ＆体ポカポカに！ 132
ストレートネックを改善すれば
顔のむくみにもいい影響が 134
日常で上半身を動かす意識が
代謝アップ、むくみ改善に貢献 136
顔のツボを刺激する
マッサージで小顔に変身 138
手や脚のこまめなマッサージが
むくみや冷えを遠ざける 140
放っておけない腸のむくみ！
お腹のマッサージで便秘も軽減 142
入浴前のスクワットで体の温め＆筋肉強化 144
1日の終わりに
「ふくらはぎ3点押し」でリセット 146
運動のハードルを下げよう。
工夫とアイデアで家事も筋トレに！ 148
呼吸だけでもデトックス!?
笑う、歌うでさらに血流もアップ 150

第5章 「シチュエーション別」ピンチのときのむくみとりワザ

昨夜の泣き過ぎで目が腫れた！
「温冷」タオル＆ツボ押しを 154
気合いを入れたいデートの日、
目元むくみはメイクでカバー 156

158 「推し」に絶対見られたくない
顔のむくみはジェルパックで撃退

160 飲み過ぎた夜はツボ押しで、
お酒によるむくみを軽減

162 明日のプールにこの姿じゃ……
足湯＋炭酸でむくみとお別れ！

164 イベントやレジャーでの
写真撮影前にはホットタオルを

166 生理前から続くむくみや
体調のつらさを和らげるには？

168 これって、もしや「冷房病」？
夏の体調不良を回避するには

170 座りっぱなしのデスクワークで
むくんだ脚、これでラク～に！

172 ダイエットむくみには
ドライヤーで「お灸」をすえる！

174 飛行機など長時間移動の
脚のむくみには、弾性ソックス

176 残業続きでつらい……
疲れのむくみには「耳ほぐし」！

178 終業後デートがある日は
「秘密のゴルフボール」でスッキリ

180 ジム帰り、むくんだときは
そけい部刺激でケア

182 脚やせとむくみ解消を目指すなら、
ダイエットスリッパ

184 指輪やアクセサリーが入らない！
ストレッチでむくみ箇所スッキリ

186 パソコン作業で顔も肩もつらい！
「肩ストレッチ」で緊急対策

188 目や頭が疲れた、むくんでる……
そんなときは、あずきが大活躍

190 むくみ＋太りやすくなったら、
がんばらないでできる筋トレ

192 奥付

本書ではたくさんのアイデアをご紹介していますが、何も「すべてやる」必要はありません。合わないことを無理して実践するのではなく、自分ができそうなこと、やりやすいことからやってみるのがいちばん。体を変えるには、「続ける」ことが大切なので、無理せず、マイペースに実践しましょう。

※本書では医師の監修のもと、安全性の高いアイデアをご紹介していますが、体質的に合わないケースもあります。体調が悪くなったり違和感がある方は、速やかに医師の判断を受けるようにしてください。妊娠中、授乳中の方、高齢者、特定の疾患がある方、何らかの治療を受けている方は医師に相談してください。

この本の使い方

この本は、むくみをなんとかしたい！むくまない体になりたい！という女性のために、「むくみをとる」「むくみにくくなる」コツとアイデアをご紹介しています。どれも、ちょっとしたすぐできることばかり。できることからとり入れて、シュッとした健康的な体を手に入れましょう。

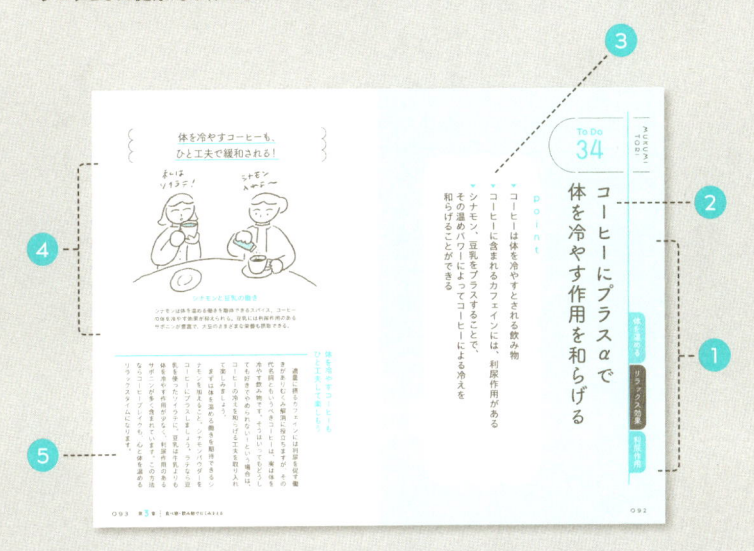

3 むくみと体にいい理由

むくみがとれる理由と、体にどんないい影響があるのかをひと目でチェック！　気になる影響があるページから始めてみよう。

4 イラスト解説

すぐに実践しやすく、覚えておきやすいよう、イラストで視覚化。また、むくみとりにチャレンジする女性の相棒のニャンコにもいやされます。

5 本文で解説

イラストだけでは伝えきれなかった情報や、さらに気をつけるといいことなどを、文章で解説しています。

1 どんな不調を改善できるの？期待できる効能インデックス

どんな不調に効果があるのか、ひと目でわかります。むくみ以外にも、気になる＆当てはまるものがあったら、さっそく試してみよう。

2 むくみがとれる簡単アイデア

どれも高価なアイテムや大変な運動は必要なく、誰でもすぐにできるものばかり。自分に向いていそう、これならできそう、というものから試してみて。

「むくむ」って、どういうこと？

むくまない体になると、人生は変わる！

「起きたら目がパンパンで、どうしよう」「太ったわけでもないのに、脚が太く見える気がする……」。

鏡を見て、なんだかそんなふうにガッカリしたことがある人も多いのではないでしょうか？

そんな「自分にガッカリ」を引き起こす「むくみ」の犯人は、ズバリ「水分」です。飲んだり食べたりしたものからとり込んだ水分をうまく排出できず、必要ない分まで体内に溜まってしまっている状態だと思ってください。

人間の体の60％は水分でできています。その水分のうち3分の2が

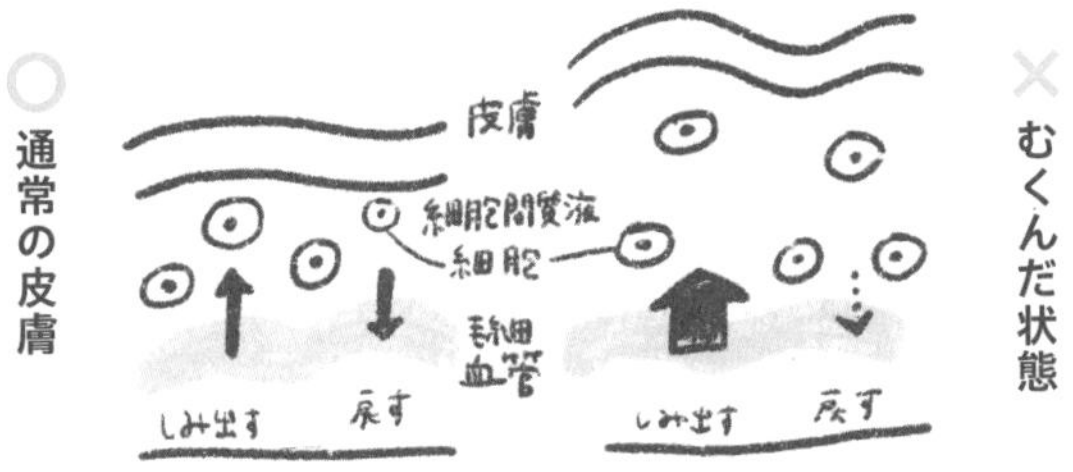

細胞の中に、3分の1は細胞の外（血液と細胞間質液）にあるのが通常です。このバランスが崩れてしまったのが、「むくんでいる」という状態です。

この水分バランスが崩れる、とはどういうことでしょうか？

体のすみずみまで水分や栄養素を届けるのが毛細血管ですが、この細い血管は手足の指先まで張りめぐらされています。この毛細血管の壁には小さな穴があり、ここから酸素や栄養素を細胞に届けます。また、細胞の活動によってできた二酸化炭素や老廃物などを毛細血管に戻し、リンパ管を通して体外に排出するのも大切な役割です。

このやりとりが正常に行われていれば問題ないのですが、血管の中の水分が多くなり過ぎたり、静脈の流れが悪くなるなど、さまざまな要因によって、毛細血管からしみ出す水分量が増えてしまうことがあります。このしみ出した水分が皮膚と細胞の間に溜まってしまった状態が、「むくみ」なのです。

あなたは大丈夫？

むくみ度チェックリスト

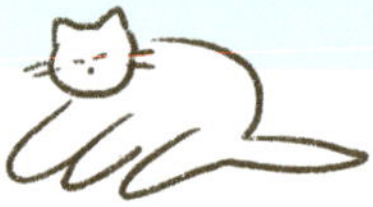

- □ 朝、起床時の体温が35℃台
- □ 湯船に入らずシャワーですませることが多い
- □ 冷たい飲み物をよく飲む
- □ 野菜中心で肉や魚は少なめを心がけている
- □ 運動はほぼしない
- □ テレワークなどで外出が少ない
- □ 睡眠時間は1日5時間以下が多い
- □ まぶたがむくみやすい、二重アゴになりやすい
- □ おへそより下が冷たい
- □ おしっこの回数が1日9回以上ある、あるいは1日3～4回以下
- □ しょっちゅうのどが渇く
- □ 汗っかきだと思う
- □ お腹をたたくとポチャポチャ音がする
- □ 下半身が太い、脚がむくみやすい
- □ 冷房は27℃以下に設定している

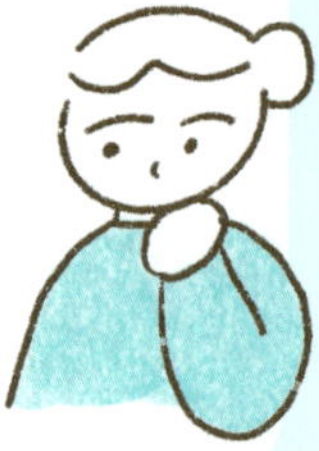

5つ以上当てはまったら、むくみ注意報発令！

右のチェックリストで、心当たりがたくさんありましたか？

そんなあなたは、体内の水分バランスが崩れている、体内に水分が溜まっている可能性が高い、と覚えておきましょう。

「むくんで、顔の輪郭がいつもより大きく二重アゴに見えるなぁ……」という朝は、顔の皮膚の下にある細胞たちの間に、細胞からしみ出した水分がウヨウヨ溜まっている状態を想像してみてください。このイメージを覚えておけば、溜まっているいらない水分を退治し、体から排出すればスッキリできるはず！と、むくみ撃退の道筋がイメージしやすいのです。

本書でご紹介するさまざまなアイデアを実行するときにも、この大原則を覚えておけば納得感も高まり、より効果もアップするはず。

「いらない水分を退治する！」この合言葉のもと、さあ、むくみレスな毎日を始めましょう。

「冷え」はむくみの最大の原因なのです

その「ポチャポチャ」は冷えが原因かも？

では、水分が体内に溜まると、なぜよくないのでしょうか？　まず、気になるのは見た目ですよね？　水分が溜まったせいで、顔だけでなく太ももや二の腕などまでプヨプヨしたり太くなってしまうことも多く、女性にとっては大問題。プヨプヨの部分を触ってみてひんやり冷たければ、それは脂肪ではなく、水分が溜まっている可能性大です。食べる量を減らしても、体内に水分が溜まったままではやせないだけでなく、見た目もポチャッとスッキリしない状態に。がんばってもダイエットの成果が出にくい、負のループ状態が続くのです。

また、水には体を冷やす働きがあるのも大事なポイント。体内の余分な水分は、内臓を冷やします。内臓の動きを鈍らせるだけでなく、血管も冷えて収縮することで、血流も悪くなります。

さきほども、血液を通して栄養素や酸素が体のすみずみに届けられる、と説明しましたが、血流が悪くなれば必要な栄養素が細胞まで届かず、細胞の新陳代謝も衰えてしまいます。すると皮膚や髪の毛、筋肉にも栄養素がいきわたらず、老化や不調の原因に。

また、現代の私たちの生活につきもののストレスも、自律神経のバランスを崩して血流を悪くし、冷えを助長する大きな要因です。ただでさえ冷蔵庫やエアコンなど体を冷やすものに囲まれている現代の生活で、体内に水分まで溜め込んでいては、冷える↓むくむ↓もっと冷える↓不調もどんどん増えていく……という負のループにはまってしまうのです。

血流を含む体のめぐりをよくし、体を温めポカポカにすることは、むくみを撃退し、さまざまな不調にサヨナラする近道です。

体のめぐりを整えて
むくみレスに！

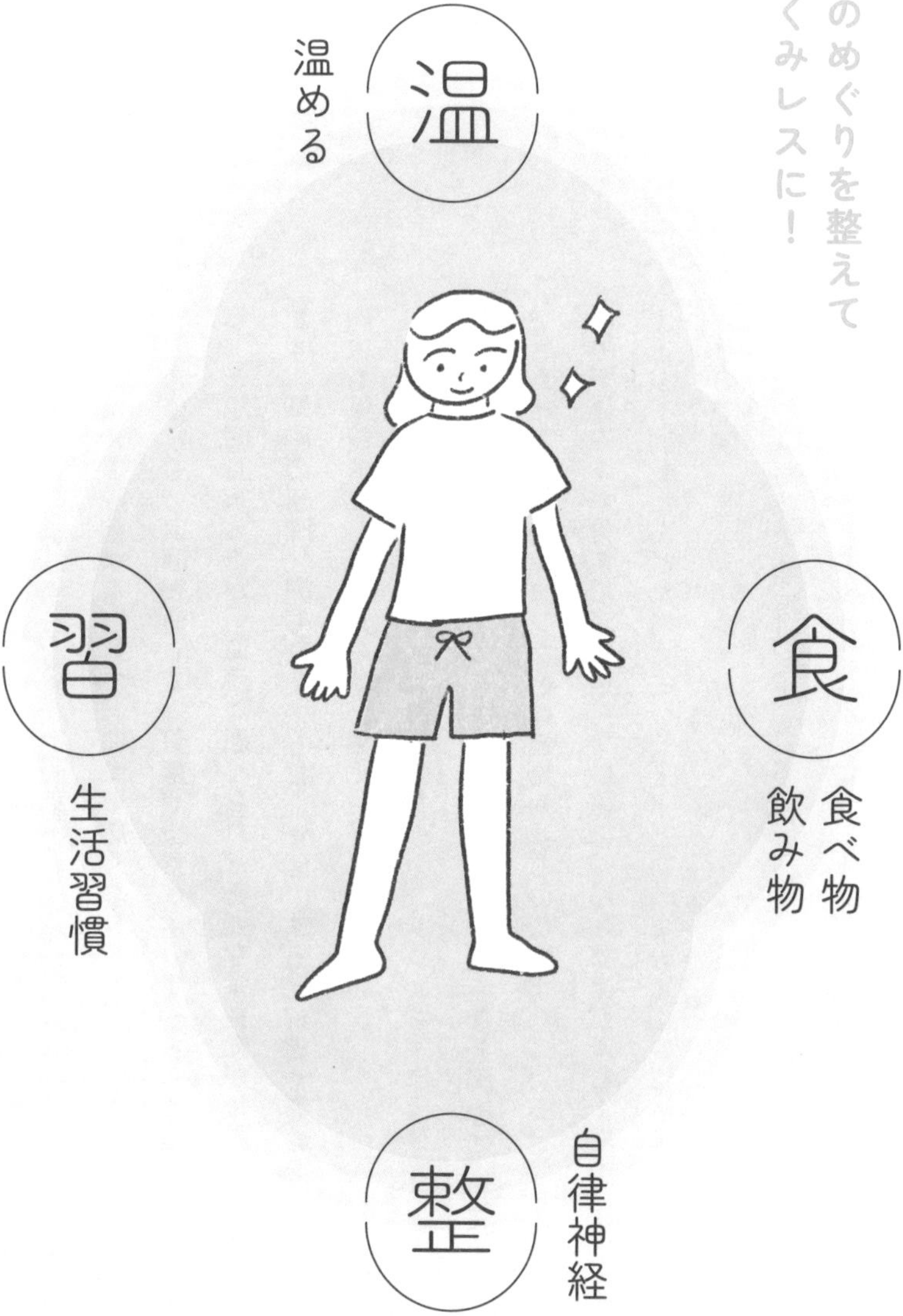

体を冷やし、さまざまな不調を呼ぶ「水分」。水分を排出してくれるのは主に腎臓ですが、加齢によって誰しも働きが衰えていきます。また、運動不足が続くと下半身の筋肉が落ちていくので、腎臓やそのほかの内臓の働きも弱まります。すると、水分を排出する働きもどんどん弱っていくことに。そのままでは、体内にどんどん水分が溜まっていってしまいます。

では、不要な水分を常にスッキリ排出できる体になるためには？
本書では、次の４つを柱に、水出し大作戦を行っていきます。

①体を温めてめぐりをよくする
②食べ物や飲み物で水分排出を助ける
③運動やマッサージなど生活習慣でめぐりをよくする
④入浴やメンタルケアなどで自律神経を整え、めぐりをよくする

どれも、誰もが日常生活の中で行える、ちょっとしたことばかりです。
毎日飲むお茶の種類を変える、デスクで手のツボを押すなどすぐにできるアイデアで全身のめぐりを整えて、むくみ知らずの体を手に入れましょう。

「未病」という言葉を知っていますか？

ちょっとした不調も、早めのケアが肝心です

文字通り、まだ病気にはなっていないが、ちょっとつらい、不快感があるなど何らかの不調を感じる、病気と健康の間の状態です。病気は発症するまでの間に、この「未病」の状態が必ずあり、「未病」のうちに気づいてケアを行うことが肝心。病気になってから治療するケースと比べて、治療期間やかかる費用、痛みやつらさなどすべて大幅に減らせるメリットがあります。

そして「むくみ」も、ただの不快な症状と受け流さず、この未病の一種と考えてみてほしいのです。最初は軽度でも、むくみの負のループ（15ページ）に入ってしまうと、どんどん体調も悪化してしまいま

す。血行不良や細胞の働きのダウンへとつながり、生活習慣病やがんなど誰もが避けたい病への呼び水となる可能性も、決して低くはないのです。

むくみを軽視せずいまからケアすることは、シャープなアゴのラインやスッキリ二の腕を手に入れるだけでなく、未来の元気と健康をもキープする第一歩となります。

できること、たったひとつからでいいのです。

これから具体的にご紹介していく81個のむくみ撃退アイデア、いますぐ役立ててみませんか？

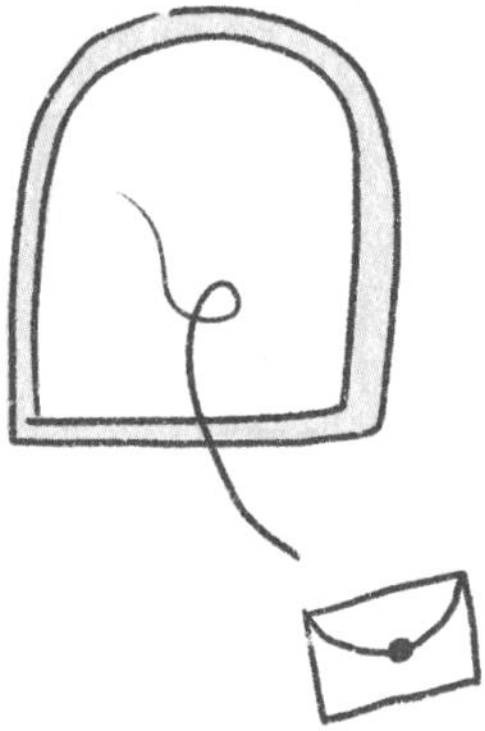

第1章

思い込みはNO！

知っておきたい「むくみ」基礎チェック

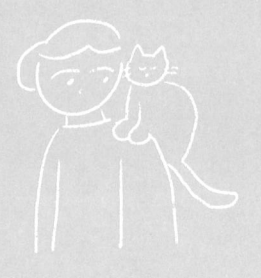

そもそも、〝むくんでいる〟のかもよくわからない。

自分はどうなの？

いまさら聞けないけど気になることを、

まずは最初にチェックしちゃいましょう。

「美容のために水を1日2ℓ絶対飲む！」

など思い込みで行っていたことが、

そのむくみの原因かもしれません。

女性がむくみやすい理由や、

自分のむくみタイプも知っておきましょう。

To Do 01

むくむ生活習慣とは？日常的に避ければむくみ防止に

point

▼濃い味つけや外食が多いと、塩分過多になってむくむ

▼座りっぱなしのときはこまめに立ってむくみ予防

▼ストレスを感じたら、深呼吸して逃がす

▼冷えないように、上着やひざかけを使う

「自分、ずっと座りっぱなし？」と気がつくことが大事です

こまめに立ち上がると◎

ずっと同じ姿勢だと血流が阻害され、むくみが起こりやすくなる。気づいたら立ち上がる、30分に1回タイマーをかけておくなど、習慣にすると効果的。

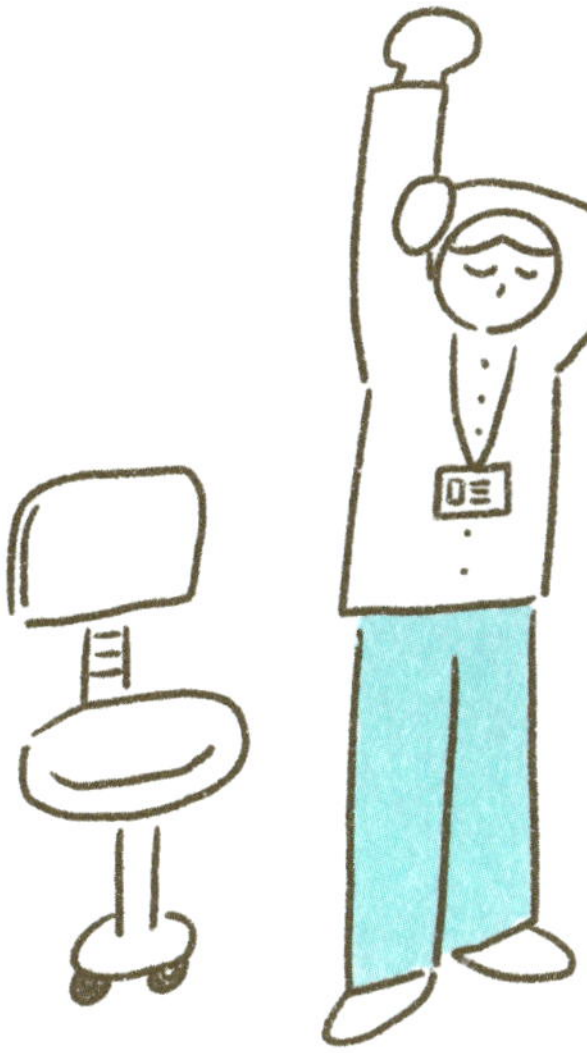

むくみを助長する生活習慣を知って少しでも予防する意識を持とう

「むくみ」の原因となるのは主に、①生活習慣　②月経など女性特有の原因　③病気や薬の影響の3つ。中でも①の生活習慣は自分ですぐ改善できるので、まずは基礎として覚えておきましょう。仕事などで長時間同じ姿勢を続ける人は、こまめに立ち上がったりストレッチするなど体勢を変える意識をもって。筋肉量が少ないと血流がダウンしむくみやすくなるので、スクワットなどできる運動を少しでもとり入れましょう。そして疲労・ストレスもむくみの原因に。ストレスを感じたら深呼吸をしたり手を洗ってくるなど気分転換をして、少しでも受け流す。このことを心に留めておくだけでも効果が期待できます。

To Do 02

足の甲でむくみ度チェック！女性はむくみやすいと知ろう

point

- 足の甲に指の骨が見えない人はむくみ注意報発令！
- 足首を押して跡が残ったらむくみ度大
- 婦人科系の悩みがある人は足首をチェック！
- チェックしたついでに足をマッサージすると効果アップ

普段よく見ていない足をチェックしてみよう！

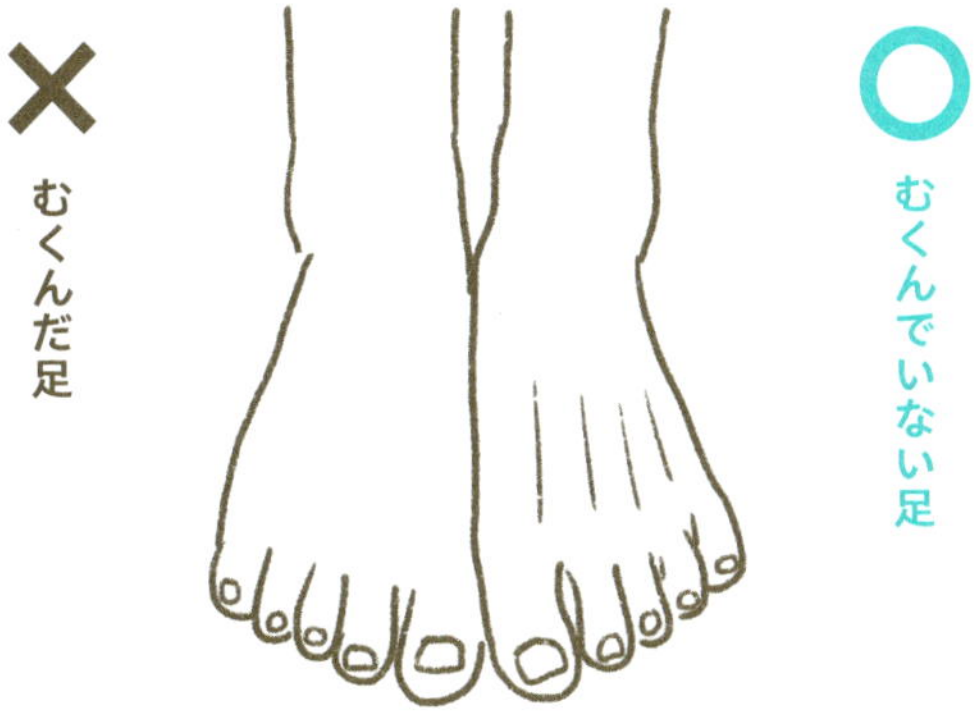

足の甲でむくみ度チェック

足の甲の５本の指からそれぞれ足首につながる骨がしっかり浮き出ていれば正常。骨がどこかわからない場合はむくみの疑い濃厚。朝と夕でも違うはず。

足の甲と足首を確認して自分のむくみ度をチェック

自分がむくんでいるかどうか、手っとり早く知りたい人は、足の甲でチェック！５本指の骨がしっかり見えるかどうかで簡単に診断できます。

また、足首がむくんでいる人は婦人科系の悩みを抱えやすいので、こちらも同時に見てみるのもおすすめです。足首を押したとき、色が変わったり、爪や指の跡が残るのは足首がむくんでいる証拠。足首あたりには婦人科系に関わる反射区やツボなども集まっているので、女性は特に要チェックなのです。生理不順や不妊など婦人科系の悩みがある人は、この周辺をマッサージすると症状が和らいだり、悪化の予防としても期待できます。

To Do ∅3

「むくみやすい人」と「むくみにくい人」、どちら？

point

- 脚の筋肉が少ないとむくみやすい
- 汗っかきですぐのどが渇く人も要注意
- いつも眠い人は寝不足でむくんでいる可能性アリ

体ポカポカの"元気な人"に自分を寄せていこう！

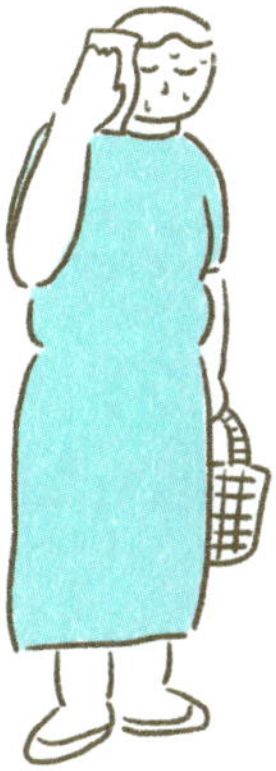

× むくみやすい人

ポッチャリ型で汗っかき、いつも眠い、夕方には脚がむくむ、立ち仕事など同じ姿勢での仕事が多い人がむくみやすい。当てはまる場合は、自覚することが大事な一歩。

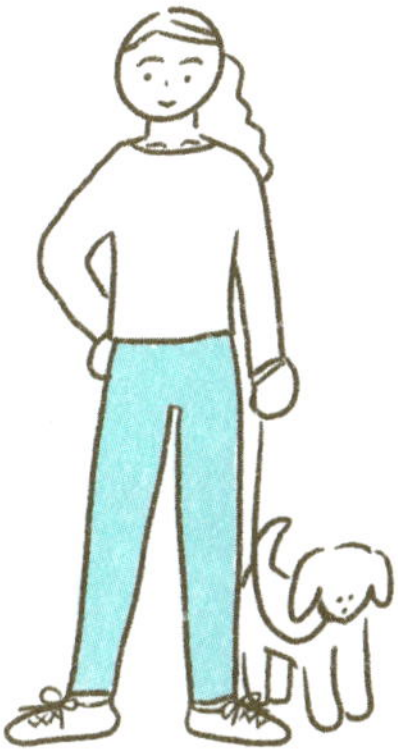

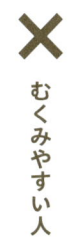

○ むくみにくい人

筋肉が多く血流がいい人はむくみにくいタイプに。血流のめぐりがいいので体温も高く、元気で活動的な人が多いよう。筋肉量を落とさずキープしていこう。

「むくみやすい人」のイメージを自分から遠ざけていこう

自分が「むくみやすい」のかどうかを知っておくのも、これからケアしていく前にぜひ知っておきたいもの。むくみやすい人の特徴は、①ポチャポチャした印象　②筋肉が少ない　③同じ姿勢の仕事が多い　④汗っかき　⑤いつも眠い　⑥夕方脚がむくむ　⑦味の濃いものが好き　⑧冷え性　などなど。逆にいえば、当てはまるものを徐々に少なくしていけば、どんどんむくみにくい人になれるはず。「むくみにくい人」は、①筋肉質　②元気でフットワークが軽い　③体温が高い　などの特徴があるので、脳内にイメージを作っておいて自分を近づけていくようにすると、むくみレス体質に近づいていけるはずです。

To Do
04

漢方でいう「水滞」が「むくみ」。漢方のおすすめケアも知ろう

point

- 体を冷やす飲み物、食べ物は控えめに
- フルーツや生ものを食べるときは少なめを意識する
- 海藻類は積極的に食べたい
- あずきもおすすめ食材

自分のむくみタイプを認識するだけでも変わる！

全身タイプ

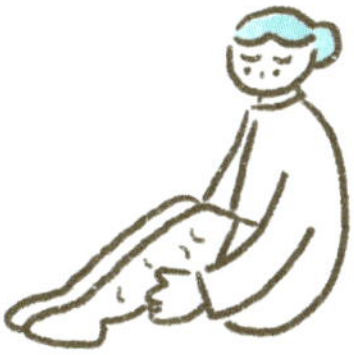

全身の水が停滞して水太り状態。めまい、立ちくらみなど。

胸タイプ

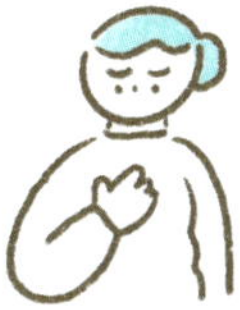

胸の周りに水が停滞し、咳、たんなど呼吸器周りに不調が起こりやすい。

顔・関節タイプ

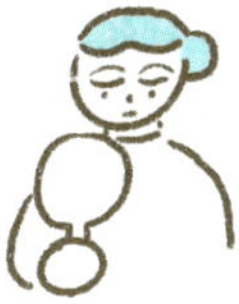

顔や脚に水が停滞し、むくんだり関節リウマチが起こりやすい。

お腹タイプ

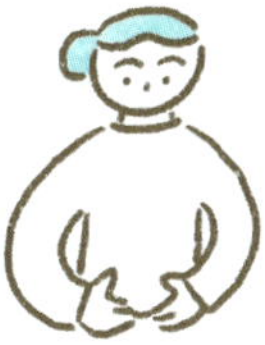

胃や腸に水が停滞し、ぽっこりお腹に。下痢、手足の冷えなど。

漢方のおすすめ食材やケアを毎日の習慣にしていこう

漢方の考え方では、むくみが起こっている人は「気血水」の中でも「水」の流れが滞っている「水滞」タイプといわれています。水の流れが体の各所で停滞し、その部分を通るはずの気と血もめぐらなくなり、さまざまな悪影響が出るという考え方です。大きく分けると上の図の①全身タイプ　②胸タイプ　③顔・関節タイプ　④お腹タイプに分けられ、その部分に水が停滞していると考えられます。「水滞」タイプは、体を冷やす飲食物、特にフルーツや生ものを控え、温かいものを意識して摂るといいそう。またあずきや昆布やのりなどの海藻類、ハトムギ、ショウガなどの食材を積極的に摂るのもおすすめです。

To Do 05

質のいい睡眠が水太りとサヨナラできる味方に

point

- 眠れないと血管が縮んで血流が悪くなりがち
- 不眠は腎臓の働きを弱らせ、水太りを助長する
- 体を温めてから眠ると入眠がスムーズ

体を温めて就寝して、むくみレスな体に

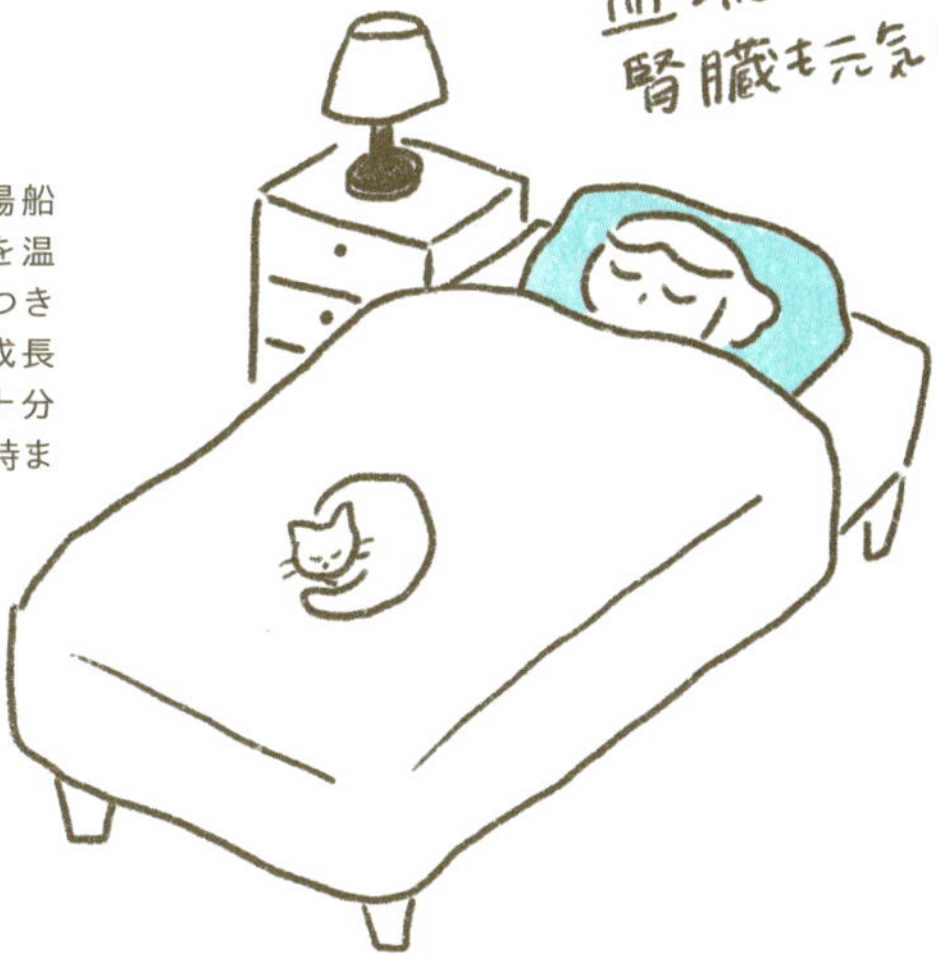

夜は12時までに体を温めて就寝

ぐっすり寝るためには湯船につかるなどして、体を温めてから入眠すると寝つきもよくなる。睡眠中は成長ホルモンも出やすく、十分な睡眠時間がとれる12時までに就寝を。

質のいい睡眠のために寝る前には体を温めよう

水が溜まり、体が冷えていると、眠りを妨げむくみを呼び起こします。人間は体の深部の体温が下がると眠りにつき、体温が上がると目が覚めるようにできています。そのため冷え性で体温が低い人は、体温の低下の変化が少ないため寝つきが悪い傾向に。また、よく眠れないと交感神経が優位な状態が続き、血管が縮みやすくなります。すると血流が悪くなり、腎臓の働きも弱くなり尿の排出も少なくなってしまいます。これらを避けるためには、質のよい睡眠をとることが大切。ぬるめのお湯につかる、腹巻きをする、カイロで温めるなどして体を温めると、体内部の温度が低下しやすくなり、寝つきがよくなります。

To Do 06

「水は1日2ℓ」はマストではない⁉

point

▼体内から毒素を排出できる尿量は約1・5ℓ
▼全員が1日に水2ℓが必要なワケではない
▼水分が体内に残ると、不調の原因になる
▼体の声を聴いて、飲む量は判断しよう

自分の処理能力を超えてまで水を飲む必要ってあるの？

水を排出できずかえってむくむことも

飲みたくないのに無理して大量の水を飲んでも、体内で処理しきれず、体に水が溜まってしまうことも。特にむくみやすい人は水分排出能力が下がっている可能性大。

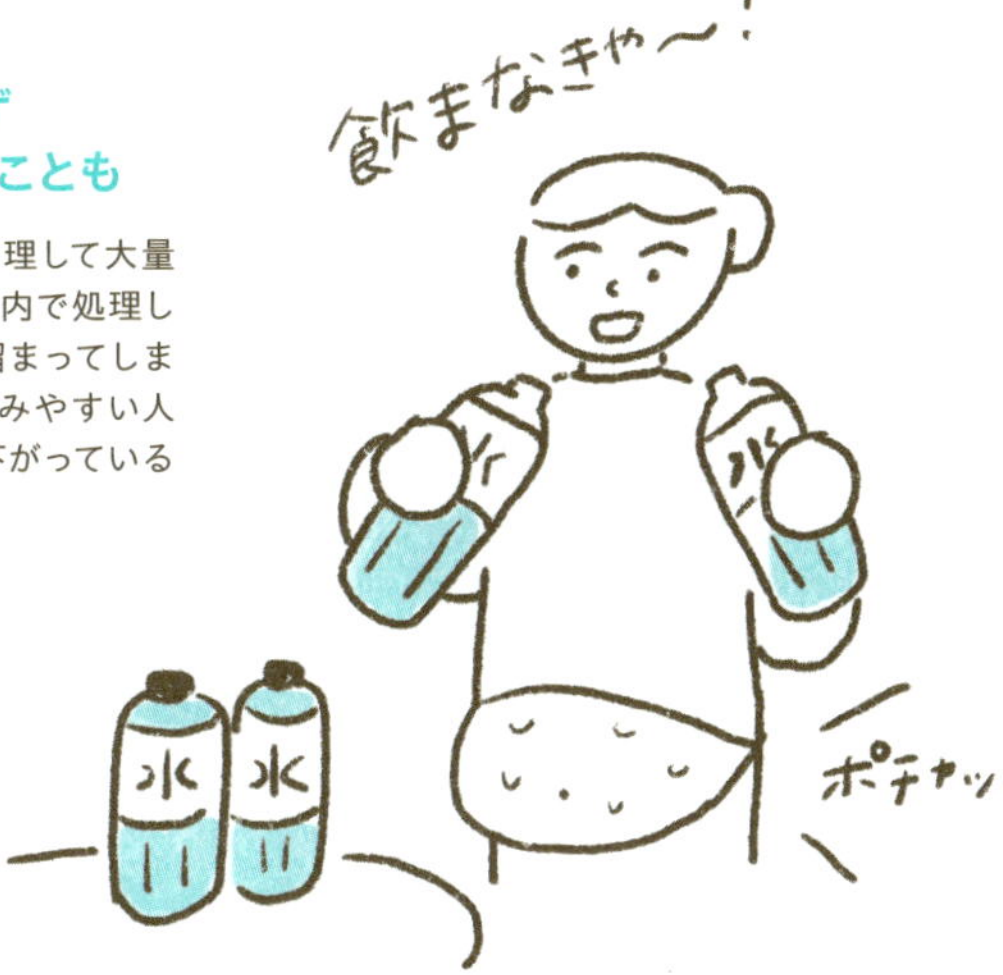

2ℓ飲んでも排出できない人も。自分の体と相談して水分を摂ろう

モデルさんが「毎日2ℓ水を飲んでいます」と話しているのを聞いたことがある人も多いはず。美容記事などでは「水はたくさん飲む」のがセオリーですが、1日に2ℓも飲む必要があるかは人によって違います。むしろ飲んだ水をきちんと「出せているか」のほうが重要です。人間が1日の毒素を排泄するのに必要な尿量は、1.5ℓまで。1.5ℓ以上の尿が出ても水分しか排泄されませんので、過量の飲水は意味がありません。27ページの「むくみやすい人」の特徴に当てはまる自覚がある人は、体から水分を出せていない可能性があると心に留めておきましょう。摂る水分量を少し控えるなど、自分の体に合わせて調整しましょう。

第2章

いますぐなんとかしたい！
をかなえる

「気になる部位別」むくみとりアイデア

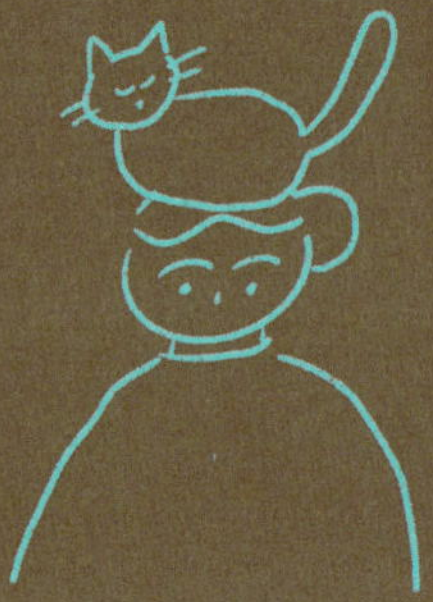

「このむくみ、とにかくいますぐなんとかしたい！」

そんな人は、この章からさっそく、

「むくみとり」をスタートしましょう。

顔や目元、手、脚など

むくみやすい部位別に簡単で

効果が期待できるアイデアをご紹介しています。

オフィスや自宅ですぐに

できることばかりなのもうれしい！

MUKUMI TORI

To Do 07

全身のむくみを呼ぶ「水毒」退治はふくらはぎから！

血流アップ
老廃物排出
美脚効果

point

▼血のめぐりが鈍ると、余計な水分が溜まり「水毒」状態に！
▼第二の心臓といわれるふくらはぎは、重要な「血液のポンプ」
▼もみほぐし技で全身の血のめぐりを改善すれば、ふくらはぎのポンプ機能が向上し、むくみを撃退

押して動かすケアで、血液&リンパの流れを改善

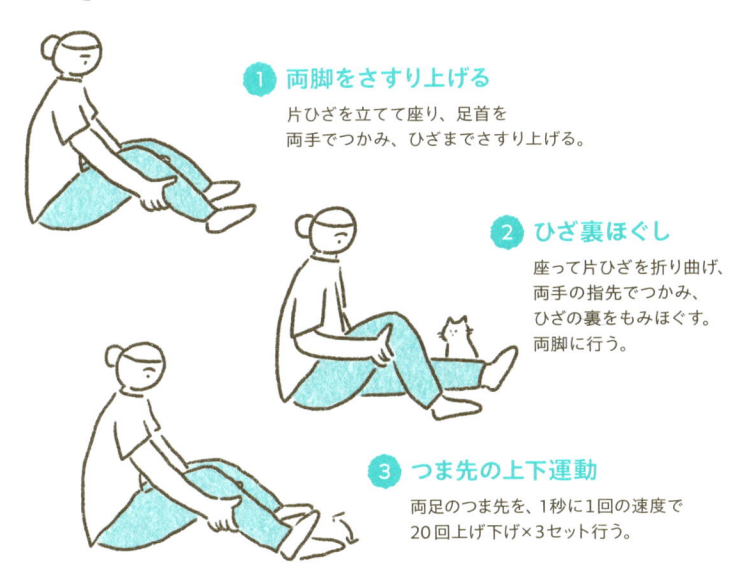

1 両脚をさすり上げる

片ひざを立てて座り、足首を
両手でつかみ、ひざまでさすり上げる。

2 ひざ裏ほぐし

座って片ひざを折り曲げ、
両手の指先でつかみ、
ひざの裏をもみほぐす。
両脚に行う。

3 つま先の上下運動

両足のつま先を、1秒に1回の速度で
20回上げ下げ×3セット行う。

血液&リンパの流れを促して全身スッキリ&美脚を目指す

両脚に張りめぐらされた血管を流れる血液が心臓へ戻る際、重力に逆らってポンプの役割を果たすのは……。そう、ふくらはぎです。その機能が衰えると、体内で回収された二酸化炭素や老廃物が排出できなくなります。いわゆる「水毒」と呼ばれるその症状は、放置すると全身に広がり、むくみや体調不良の要因になることも。

そこでむくみ解消に重要なのが「ふくらはぎケア」。両手を使ってしっかりふくらはぎをもみほぐせば、血のめぐりがよくなり水毒の堆積を防ぎます。さらにつま先の上下運動や毎日のウォーキングも加えれば、筋肉量も増えむくみ撃退の近道に。毎日地道に続け、むくみ一掃に近づきましょう。

MUKUMI TORI

To Do
08

パンパンになりやすい脚は、「ツボ押し」習慣でスッキリ

血流アップ
疲労回復
婦人科系の不調軽減
美脚効果

point

- 脚には、冷えやむくみに効くツボが集中
- コツさえ覚えれば自分で簡単、「水毒」退治
- ストレスや不安、かくれ病の予防にもつながる

その日の体調やむくみ具合にハマる 脚の「推しツボ」を見つけよう

脚の外側のツボ

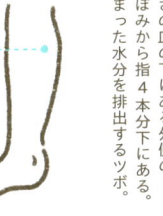

ひざの皿の下にある外側のくぼみから指４本分下にある。溜まった水分を排出するツボ。

足三里《あしさんり》

脚の内側のツボ

内くるぶしの骨から指４本分上。冷えからくるむくみに効果が期待できる。

三陰交《さんいんこう》

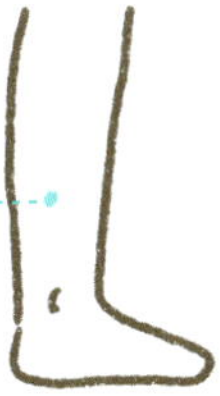

足の甲のツボ

内くるぶしと、足首の前面にある太い腱のちょうど真ん中あたりにある。ストレスで疲れた神経にも。

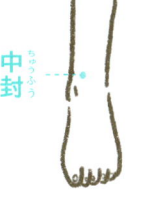

中封《ちゅうふう》

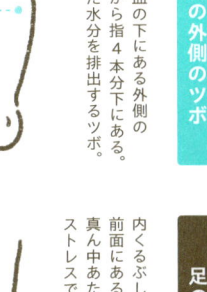

足の裏のツボ

足の裏の真ん中。足全体が温まり、血流がアップする効果が期待できる。

湧泉《ゆうせん》

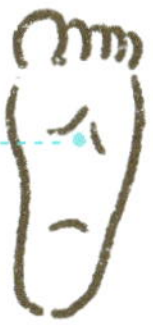

手の届く範囲で押せるから、毎日気軽にセルフケア

朝にはけた靴が夕方にはキツいなど、むくみ体質にとって脚は悩ましい部位。心臓という血液を送るポンプから遠く、重力が最もかかるため脚はむくみやすいのです。

しかしながら、不要な水分を排出し、本来のすらっとした脚線美をとり戻す「ツボ」が、数多く集中しているのも脚。くるぶし周りやひざ周り、足の甲、足裏など、すぐ見つけられる箇所にあります。

その日のむくみ具合や体調に応じて行うイタ気持ちいい「ツボ押し」活動。むくみにはもちろん、疲労回復や婦人科系の病にもおすすめです。どのツボも指先が無理なく届くので、毎日の習慣化も簡単。冷えにいい足湯との組み合わせもぜひ試して。

MUKUMI TORI

To Do
09

筋肉が大きい太ももをほぐせば、脚も全身もむくみレスに！

血流アップ
だるさ軽減
疲労回復
腰痛防止

point

▼下半身のむくみや全身疲れには、太ももが大きく関わっている
▼体内でも大きめの筋肉が動くことで、血流・リンパの流れが改善
▼日々の生活で気軽にできる太ももケアは、美脚・健康に効果が期待できる

大きな筋肉がある「太もも」を動かすと、全身がラクになり、むくみも撃退

大きいからこそ小さい動きでも筋肉を刺激できる！

1. 床にひざをつき片足をひざから下が床と垂直になるように立てる。
2. 前脚を90度に曲げ、両手をひざに当てる。
3. 太もものつけ根と前側が伸びるよう力を入れ、骨盤を前に押し出す。両脚を各3回行う。

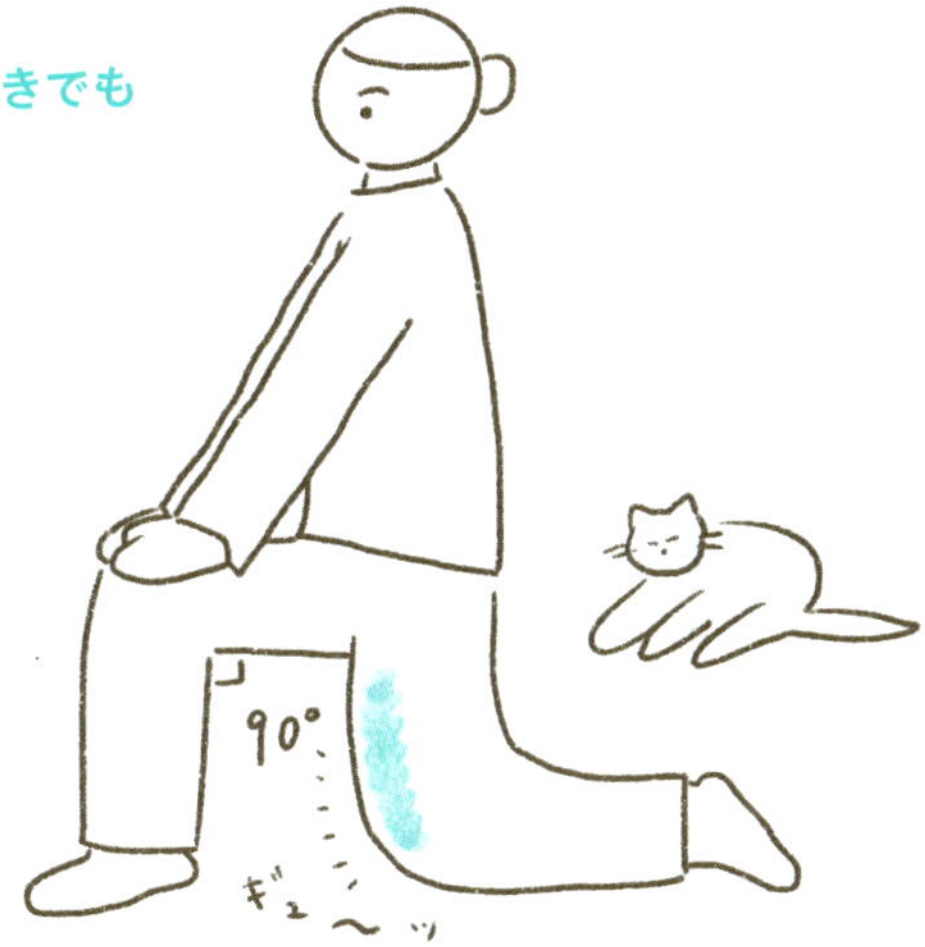

だるさ・重さがとれず、むくみが慢性化した脚に「太ももケア」を

一日の終わりに感じる、脚のだるさや疲労感。そのつらさは前述の「水毒」が原因かも？　特に立ちっぱなしや座りっぱなしで長時間同じ姿勢が続くと、老廃物がさらに滞留し、むくみを引き起こします。

予防の基本は、まず「脚を動かす」こと。ウォーキングや階段の昇り降りを意識的に増やすのに加えて、おすすめは「太もも」ほぐし。大腿四頭筋やハムストリングスなどがある大腿部の筋肉は全身の中でも大きいため、動かせば下半身だけでなく全身の血流を改善できるのです。

股関節にも働きかけるので、むくみ＆疲労感の撃退、さらには冷え性や腰痛防止にもぜひ役立てましょう。

MUKUMI TORI

To Do 10

眼精疲労軽減
頭痛軽減
目元のたるみ改善

むくみがちな「目元・まぶた」にはどこでもできる眼球体操を

point

- 目元のむくみは、ダイエットや運動不足、塩分過多も原因
- かすみ目や頭痛、顔全体のたるみ・シワなどの悪影響も
- 手を使わず目玉を動かすトレーニングだけでもOK
- 温めることで、より目元のむくみを避けられる

血のめぐりをよくし水毒を流し出す“簡単眼球トレーニング”

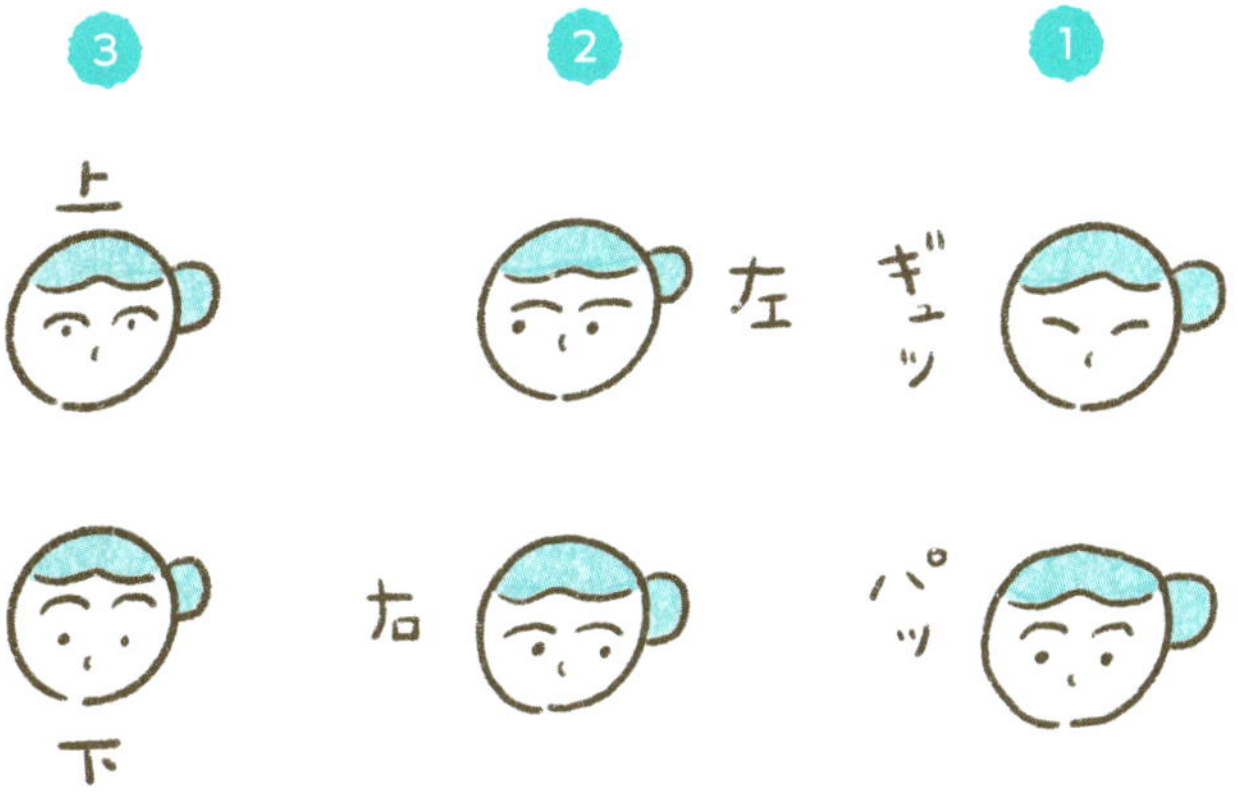

1 まぶたに力を入れギュッと閉じる。2秒ほどおいてから、パッと思い切り開く。

2 背筋を伸ばし姿勢を整え、むくみを退けるようにまぶたを大きく広げる。

3 開いた目玉を左・右・上・下に動かし、最後にグルリと回す。数回行う。

眼精疲労によるむくみは、頭痛や倦怠感にもつながる

朝、鏡を見るたび気分を落ち込ませる「目元のむくみ」。涙袋までパンパンになりやすいこの症状は、パソコンやスマホで目を酷使する機会が多い最近ではより慢性化する傾向に。放っておくとかすみ目、頭痛、目元のたるみやシワにも影響します。

解消法としておすすめしたいのが「目の体操」。まぶたのギュッ！パッ！を繰り返し、眼球を動かすだけで視界が冴え、目元が軽やかに。手や器具を使わないからオフィスでも通勤中でもいつでも行え、コスパ的にも文句なしのトレーニングです。

自宅で行う場合は、蒸しタオルを当て血行を改善する「温めケア」との併用もおすすめ。就寝前にぜひトライしてみて。

MUKUMI TORI

To Do
11

老化防止
肌荒れ改善
小顔効果
顔のコリ改善

気になる顔全体のむくみは「推しツボ」でスッキリ！

point

- 顔は水分が溜まりやすく、かつ目立ちやすい！
- 血行不良のむくみは、老化を早め肌荒れの原因にも
- 顔ツボを押す習慣で、余計な水分が流れやすくなる
- 顔の「コリ」がとれ顔立ちが引き締まり、表情も明るく

本来のキレイをとり戻す「顔ツボ」の位置

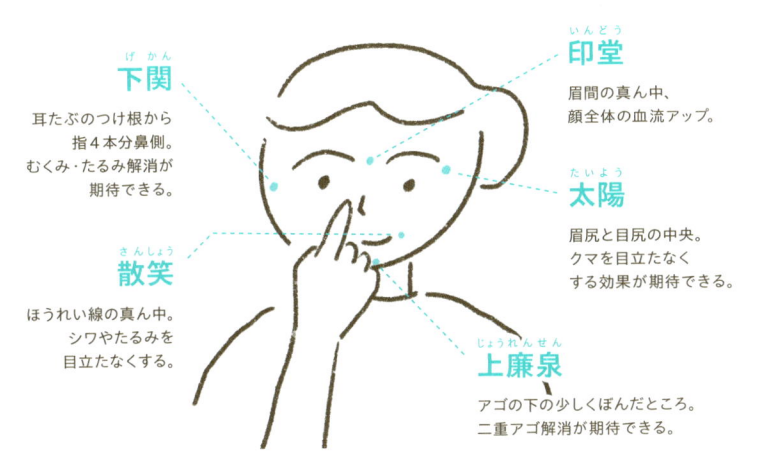

下関《げかん》
耳たぶのつけ根から指4本分鼻側。むくみ・たるみ解消が期待できる。
散笑《さんしょう》
ほうれい線の真ん中。シワやたるみを目立たなくする。
印堂《いんどう》
眉間の真ん中、顔全体の血流アップ。
太陽《たいよう》
眉尻と目尻の中央。クマを目立たなくする効果が期待できる。
上廉泉《じょうれんせん》
アゴの下の少しくぼんだところ。二重アゴ解消が期待できる。

顔は、肌も骨格も思っているよりデリケート。
親指か人差し指の腹を使い、力加減を調整しながら押そう。

メイクでは隠せない顔のむくみ。こまめなツボ押しでメンテナンスを

体の中で、最もむくみたくない場所といえば、やはり「顔」。水はけの悪さやリンパ詰まりが原因であっても、「顔が大きい」「太っている」と見えてしまうことも。そのため、見た目だけでなく内面性にも自信が持てず、消極的になりがちです。

そこで「ツボ押し」！　顔には100個以上ものツボがあり、それぞれに効能があるのです。たとえば輪郭のたるみに影響する頰の上の「下関」をはじめ、気になるところにアプローチする「推しツボ」は誰しも必ず見つかるはず。

またツボ押しによって血流が改善すると肌の印象が明るくなり、骨格も整うほか、小顔効果も期待できますよ。

MUKUMI TORI

To Do 12

冷えやすいお腹はむくんで太る！こまめな「リンパケア」を習慣に

便秘解消

血流アップ

お腹ポッコリ軽減

point

- お腹は夏でも冷えやすく、脂肪がつきやすい
- リンパのケアは順番を守ってハンドマッサージを行う
- 「温活」で、ぺたんこお腹＆くびれを目指す

この順番で脂肪もむくみも スッキリ流す！

覚えて簡単！ お腹のセルフケア

1 下腹部分からアンダーバストに向かってぐーっと流す。

2 股関節のあたりからお腹の側面に手を当て、ウエストラインに沿って上方向へ流す。

3 股関節より外側からそけい部へ向かって、さするように流す。

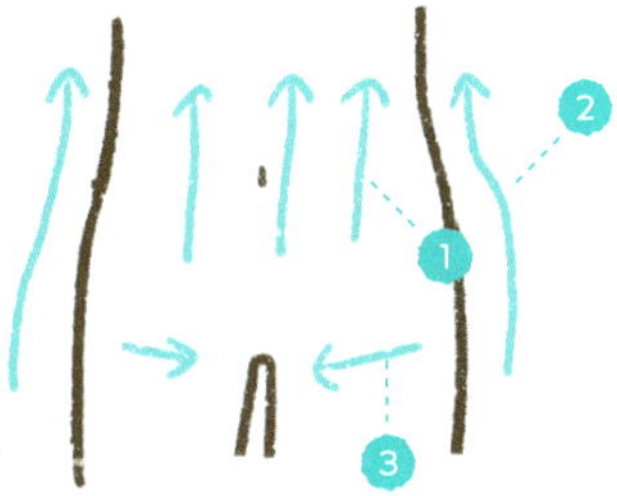

矢印の方向に流そう！

大切な内臓を包み込むお腹はポカポカキープが鉄則

アイスを食べてもいないのに触るとひんやり。そんな「冷え」を抱えたお腹は、胃腸や子宮など重要な内臓を守るため脂肪が増えやすいうえ、下痢や便秘、生理痛といった不調の温床にもなりかねません。健康的、かつキレイな体作りは、「ポカポカお腹」のキープありきなのです。

そのためには夏場でも腹巻きやカイロを使う、お風呂につかるなどの「温活」も欠かせませんが、意外に効果が期待できるのが「リンパ流し」。老廃物が溜まって詰まりがちなリンパは、順番を守って行う腹部のマッサージで老廃物の排出が促されます。

理想のぺたんこお腹と美くびれメイク、さっそくリンパケアから始めましょう。

To Do 13

ワキの大きなリンパを流して、二の腕スッキリ、細見えに

二の腕スッキリ
疲労回復
肩コリ改善

point

▼気になる二の腕のお肉、「振り袖肉」は、ワキ下の「老廃物」溜まりが原因のひとつ

▼ワキの下の背中側にある筋肉をしっかりほぐすことで、リンパ流れと血のめぐりが改善されていくのを実感

▼巻き肩・肩コリも軽減、姿勢がよくなり若見え効果も！

「背中側」の筋肉をつかむ・回す！

自分ですぐにできて、肩コリもラク〜に！

1. 片手でワキの下の背中側にある筋肉をつかむ。
2. ひじを曲げ、ワキの下をつかんだまま腕を前10回、後ろ10回大きく回す。これを3セットずつ行う。

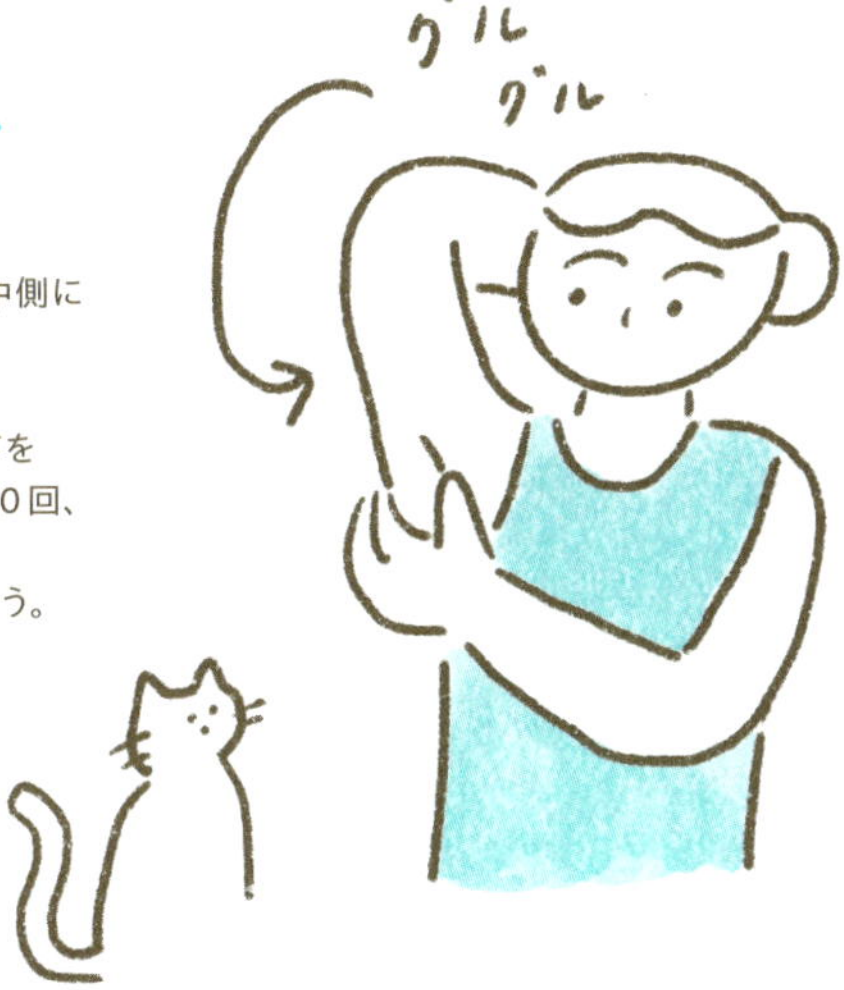

ワキむくみに効くこの方法で、見た目だけでなく体調も改善

年齢を重ねるにつれ量感が増すうえ、お肉のたるみでタプタプ……。いわゆる「振り袖肉」状態の二の腕に悩む人は多いもの。

そこでぜひ試してほしいのが、セルフでできる「ワキほぐし」。水分とともに溜め込んだ老廃物を体外に排出し、ほっそり二の腕に近づくことができるのです。

コツはワキの下の後ろ側にある筋肉を、反対側の手でしっかりつかむこと。そのままの状態でなるべく大きく、前後に腕を回せば、ワキの大きなリンパ節がほぐれ血流改善へ。ほんの数回行うだけで筋肉の緊張もとれ、腕周りがスッキリするのを感じられるでしょう。肩のコリにもよく、体調まで整える効果も期待できます！

To Do 14

首に「あったかタオル」を当てて肩・首のコリにサヨナラ

血流アップ
肩コリ改善
首コリ改善
体を温める

point

- 肩・首のコリには要注意。かくれ病の温床にもなりやすい
- 首から背中にかけての大きな筋肉にアプローチ！
- あったかタオルはコリのみならず頭痛の改善にも

チン！でもできるほっかほかのタオルでスキマ時間に温める

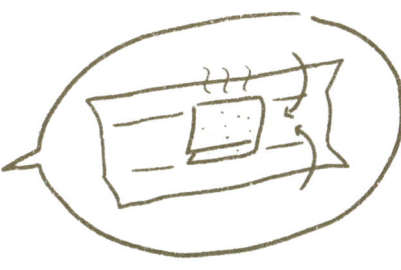

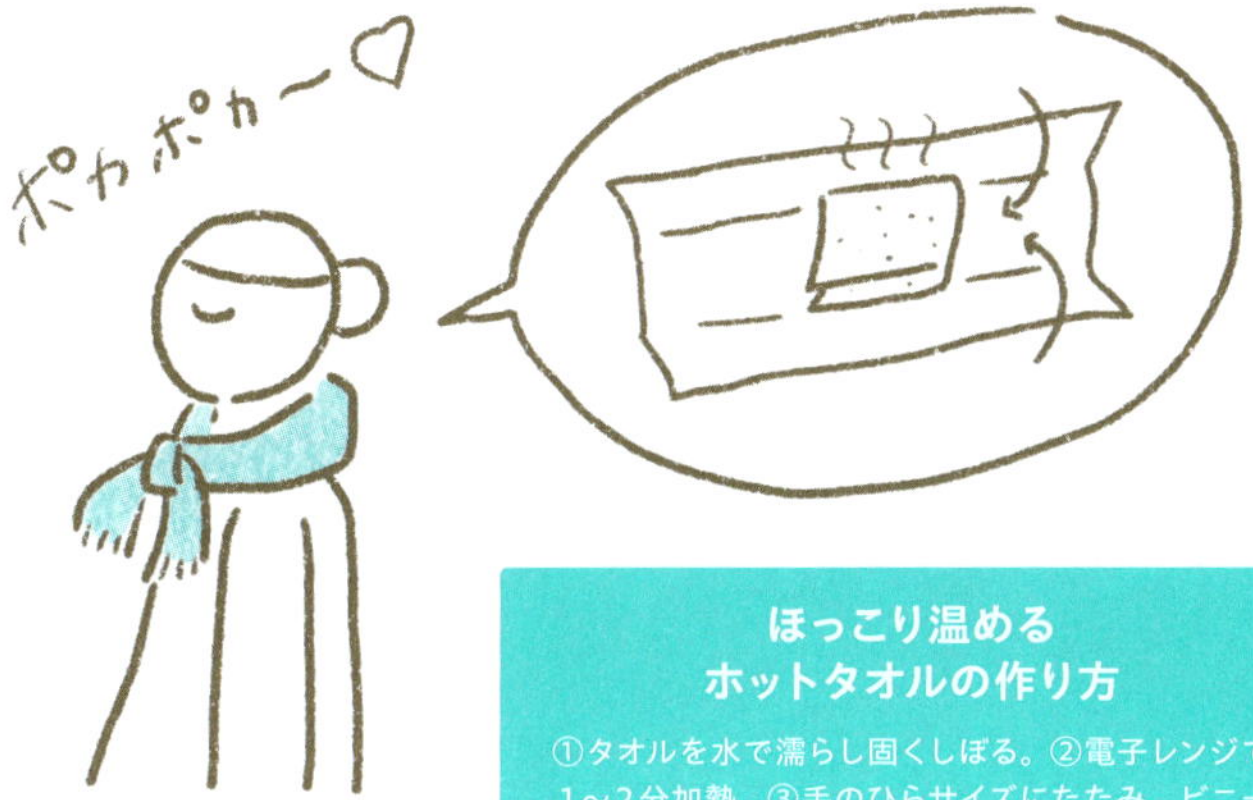

ほっこり温める
ホットタオルの作り方

①タオルを水で濡らし固くしぼる。②電子レンジで1〜2分加熱。③手のひらサイズにたたみ、ビニール袋に入れる。④もう一枚のタオルで包んで両端をしぼり、首筋の後ろに当てて温める。

早めの手当てで悪化を防ぎ、コリにつながる痛みも予防

季節を問わず、冷えやむくみとともに出現する肩・首のコリ。また近年ではスマホ使用による「ストレートネック」が常態化し、これがヘルニアの温床となっています。さらにむくめば局所の血流が悪化し、さらなる悪影響を与えかねません。

そこで出番となるのがほかほかの蒸しタオル。首筋の後ろ側に当てるだけで、首〜肩へ広がる大きな筋肉「僧帽筋」を温め、血行を促進します。

また、血管中の老廃物を含んだ「水毒」も排出されやすくなり、むくみがとれてコリや頭痛も穏やかに。お風呂に入るより簡単・気軽なタオル温浴で、心身ともにリラックスしましょう。

MUKUMI TORI

To Do 15

手指のむくみには、この2つのツボを覚えておきたい！

頭痛軽減 肩コリ改善 ストレス軽減

point

- 体の先端にあるため、手指は水分が溜まりむくみやすい
- 手のツボ押しは位置もわかりやすく、いつでもできる！
- スッキリしない場合は、ほかの病気の可能性も視野に

「裏と表」のツボを押して、色つやもよいキレイな手指に

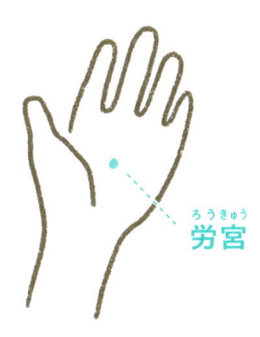

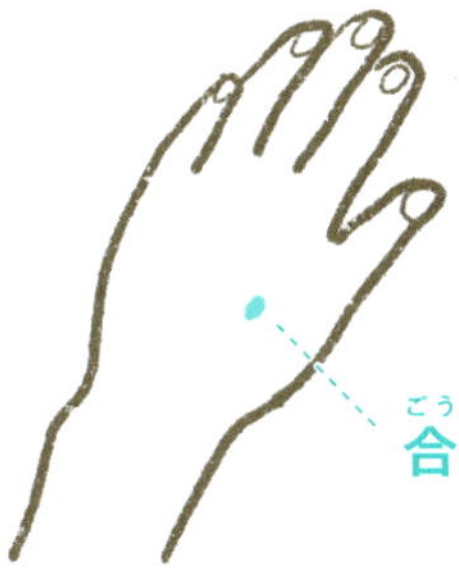

自律神経も整える、手のひらの真ん中

手を握ると、中指の先が当たる真ん中部分。ストレスや不眠、自律神経のゆらぎなどにも効果が期待できるツボ。

万能のツボと名高い全身スッキリの主要点

頭痛や肩コリ、歯痛などにも効果が期待できるツボが「合谷」。手の甲の親指と人差し指の延長線上に。

指輪が抜けないほどむくんだ手は、体からのSOSかも⁉

長年つけているリングが抜けない。体重は増えてないのに手指だけ太く見える気がする……。それ、いうまでもなくむくみです。体の先端にある手や指は、水分の行き止まりになりやすいのがその理由。

ツボ押しは、手指のむくみにも効果が期待できます。上記の「合谷」や「労宮」はどちらも位置がわかりやすく、体の変化もわかりやすいのがうれしいところ。むくみに気づいたら、ギュッとイタ気持ちよく押しましょう。また手指のむくみは、水はけの悪さだけでなく、肝臓や内臓、甲状腺の機能低下にも関連があるといわれます。ツボ押ししても変化を感じない場合は、かかりつけの医者に相談してみましょう。

第3章

毎日の食事で
むくみレス！

食べ物・飲み物で むくみをとる

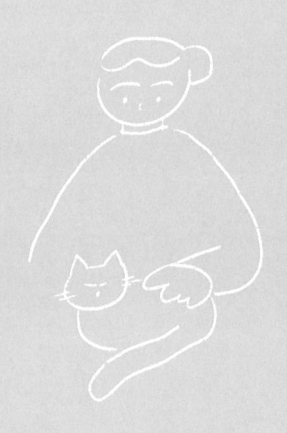

人間の体は、食べたもの、
飲んだものでできています。
だから、毎日何気なく食べているものを、
ほんの少し気遣うだけでも、
大きな変化は起こります。
コーヒーにシナモンをかけたり、
ショウガをちょっぴり多めに使ったり。
難しい料理や高価な食材は必要ナシ！
〝知ってる〟だけでも、違うんです。

To Do 16

起き抜けに飲むレモン水を朝の習慣にする

免疫力アップ
脂肪燃焼
整腸効果
美肌効果

point

- 朝いちばんのレモン水で起き抜けの気分もスッキリ！
- 血糖値の上昇が抑えられるので、余分な脂肪を溜め込まない
- レモンのフラボノイドには抗菌・抗ウイルスの働きがある
- 胃腸の働きが改善され、水分や老廃物の排出力がアップ

朝の簡単習慣が
むくみレスな体を作る

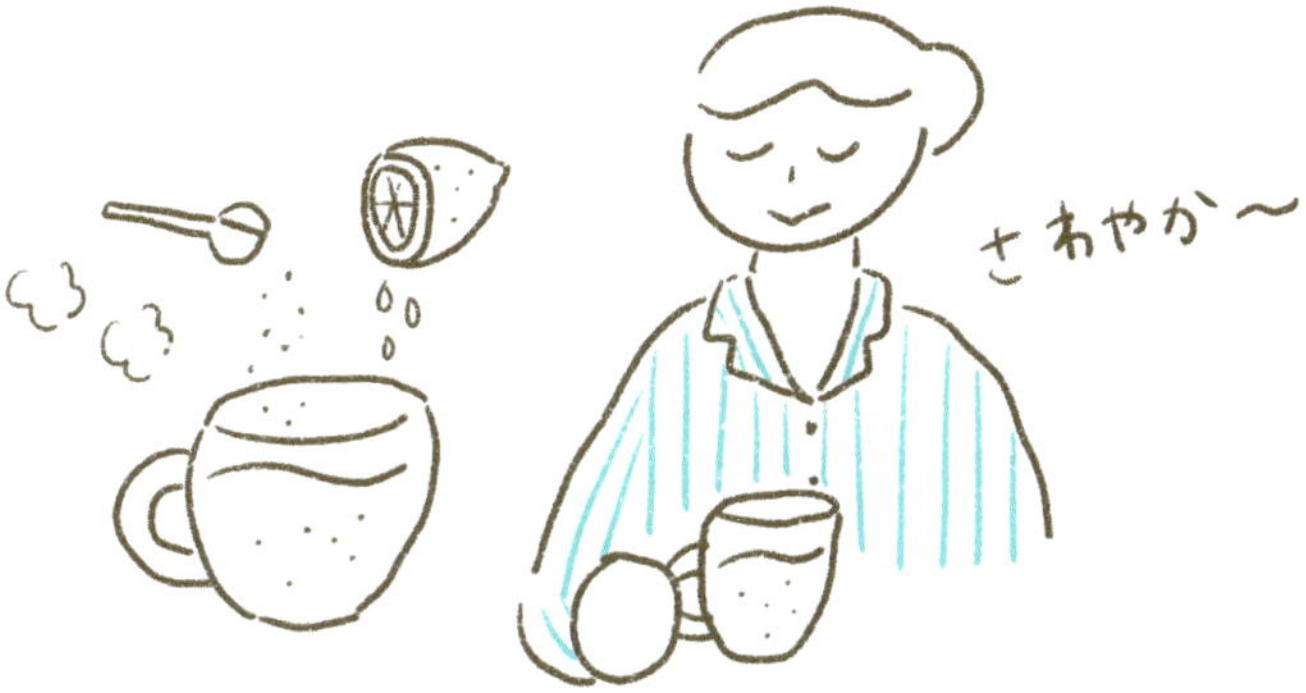

レモン水の作り方

常温のミネラルウォーターまたはぬるめの白湯1ℓにレモンの搾り汁1個分と天然塩小さじ1〜2杯を入れ混ぜる。ペットボトルに入れて振ると混ざりやすい。

※レモン水を作り置きする場合は、清潔な容器に入れて冷蔵庫で保存し、1週間程度を目安に早めに飲み切るようにしましょう。常温では細菌が繁殖しやすため、冷蔵庫での保存がおすすめ。

朝飲むレモン水は、美容と健康にいいことだらけ！

朝、起き抜けに飲む1杯のレモン水は、体内時計をリセットして体をスッキリ目覚めさせてくれます。

レモンに含まれるポリフェノールには、腸での脂肪の吸収を抑える働きが。フラボノイドはウイルスへの抵抗力をアップさせ、クエン酸は代謝を促して脂肪燃焼を促進してくれます。さらに食物繊維が腸内環境を整え、ビタミンCによる美肌効果もあったり、レモン水は美容と健康に役立つことばかり。

体を冷やさないために、常温かぬるめの白湯にレモンをプラスするのがポイント。すぐ&簡単にできる朝の新習慣で、むくみ知らずの体への第一歩に。

To Do 17

お茶に含まれるカフェインはむくみ解消にも役立つ

利尿作用
血流アップ
体を温める

point

▼お茶に含まれるカフェインには利尿作用がある
▼発酵度の高いお茶ほど体が温まる
▼最も発酵度の高いお茶は、プーアル茶などの黒茶
▼白砂糖は体を冷やすので、摂る量に注意が必要

どうせ飲むなら、むくみ解消に役立つお茶を

黒茶

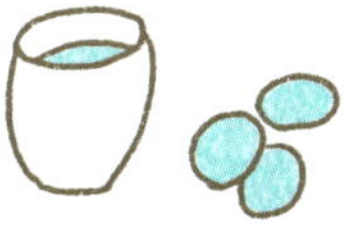

発酵の度合いが一番高いお茶。
中でもプーアル茶が有名。

トウモロコシひげ茶

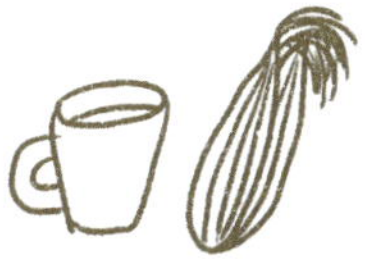

利尿作用があり、
むくみの改善に効く。
高血圧や糖尿病の予防にも。

緑茶

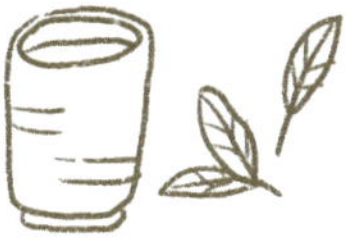

無発酵茶で温め効果は低いが、
カリウムを含み利尿作用も。

あずき茶

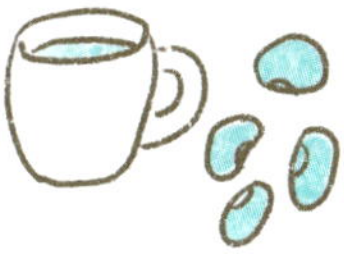

江戸時代から
飲まれている健康茶。
便秘、冷え性の改善にも。

お茶は発酵度の違いによって体を温める作用が変わる

お茶には基本的にカフェインが含まれているものが多いですよね。カフェインには利尿作用や血流を改善する作用があるため、むくみの予防・解消にも役立ちます。

またお茶は、その製造過程の発酵の度合いによって、体を温める作用が変わります。緑茶は発酵させないのに対して十分に発酵させるのが紅茶で、ウーロン茶はその間に位置します。プーアル茶に代表される黒茶は、麹菌によって発酵させたもので、発酵度は紅茶の上となり最も発酵度が高く、体を温める作用も高まります。

なお、白砂糖は体を冷やす性質があるので、紅茶などには入れ過ぎ注意。甘いお菓子のお茶請けも控えめにしましょう。

To Do 18

簡単で効果を実感しやすい。いいこといろいろ白湯健康法

point

- 白湯を飲むと、内臓がダイレクトに温められる
- 代謝が上がって老廃物や水分が排出しやすくなる
- 体温がアップして免疫力が高まり、風邪を引きにくいなど丈夫な体へ導く
- 梅白湯はダイエットにも役立つ

水を沸騰させて冷まして飲むだけ！
簡単白湯健康法

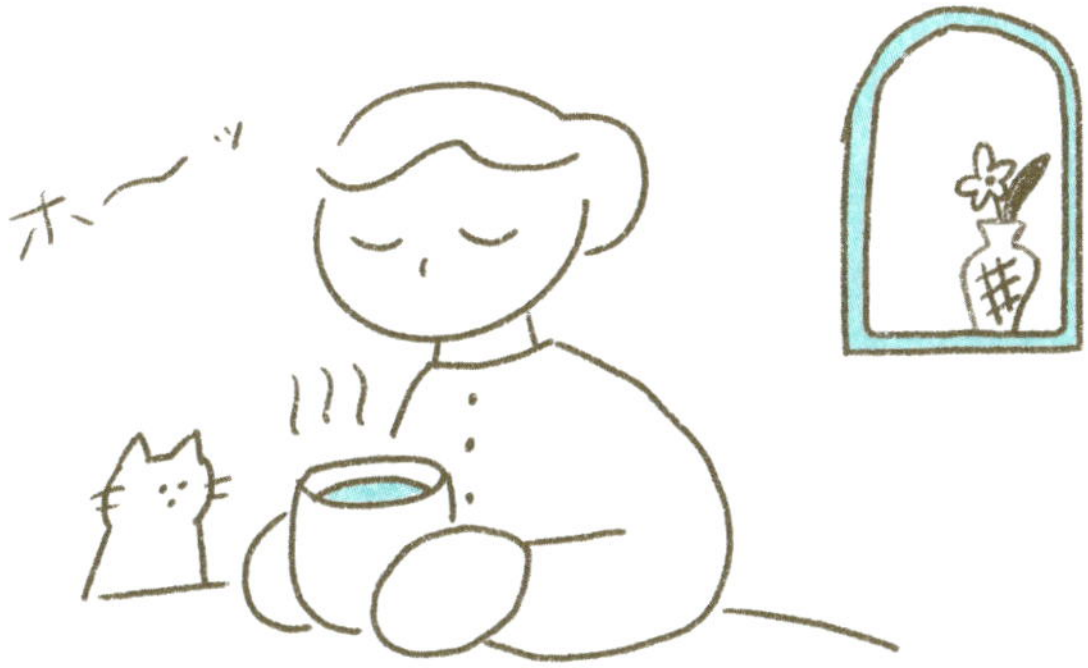

白湯の作り方

やかんや鍋などに水を入れて沸騰させる。熱過ぎるとかえって胃や腸に負担をかけるので、飲める程度に冷ましてから飲むとよい。電子レンジで温めてもOK。

朝イチに飲む一杯の白湯が体温と代謝を上げる

インドのアーユルヴェーダが元祖とされる白湯健康法。水を沸騰させて飲むだけと、簡単なのに効果が実感しやすいのも大きな利点です。

おすすめは起床後朝イチで白湯を飲むこと。胃や腸をやさしく目覚めさせ、その働きを活発にしてくれます。体温と代謝の全体的な底上げにつながるので、朝の習慣にするといいでしょう。

アレンジとして、塩分摂り過ぎには気をつけ塩分濃度８％前後の梅干しを入れた「梅白湯」は、むくみや便秘の解消、ダイエットにも効果が期待できます。温かい飲み物は副交感神経を優位にし、リラックス効果もあるので、ティータイムにもぜひ。

To Do 19

カリウム豊富な野菜を食べて体の塩分バランスを保つ意識を

利尿作用
塩分排出

point

▼体内の過剰なナトリウム（塩分）はむくみの原因になる
▼カリウムには利尿作用があり、汗や尿と一緒にナトリウムを排出する働きも持っている
▼カリウムは水溶性なので、調理法や食べ方に注意すること

カリウムたっぷり！
むくみ解消に役立つ食べ物

昆布

海藻類は生よりも
干したもののほうが
カリウムの含有量が多い。

スイカ

体を冷やす食材なので、
塩を振って食べるとよい。

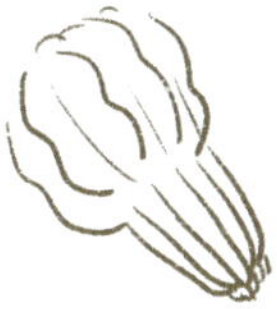

ホウレン草

カリウムは流れ出やすいので
味噌汁などに入れて
汁ごといただく。

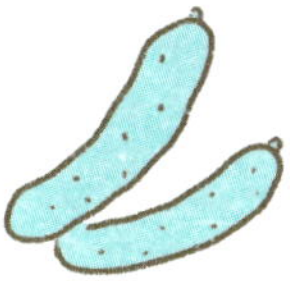

キュウリ

体を冷やすが塩や
味噌をつけて食べると
体を温める性質に変化。

体内の塩分バランスを保つ カリウムを意識して摂ろう

さまざまな食品に含まれるカリウムは、人間の体にとって必須のミネラルのひとつ。体内で過剰になったナトリウム（塩分）を、汗や尿として体外に排出する働きがあります。

体内のナトリウム過多はむくみの大きな原因とされており、カリウムを積極的に摂ることで、体内のバランスが保たれ、むくみの解消に役立ちます。

カリウムは多くの野菜や果物に含まれますが、水溶性のため水に溶け出しやすい性質があります。生のまま食べたり、茹でずに蒸したりスープにして汁ごと食べることが、効率的に摂取するためのポイントになります。

MUKUMI TORI

To Do 20

豆・イモ類にも豊富なカリウム。おやつでも積極的に摂ろう

利尿作用

塩分排出

point

▼カリウムは野菜や果物に多く含まれている

▼実は豆やイモ類にもカリウムは豊富

▼野菜を食べない食生活を送っていると、カリウム不足になりやすい

▼食事、おつまみ、おやつなど工夫して摂るようにしよう

豆やイモ類にも、カリウムはたくさん含まれている！

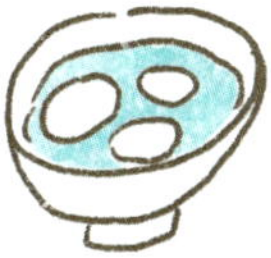

大豆

納豆や豆腐などの大豆製品をおかずに1品プラスする。

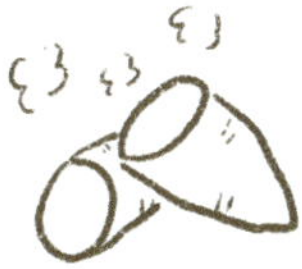

サツマイモ

ふかして小腹が減ったときのおやつや、主食の代わりに。

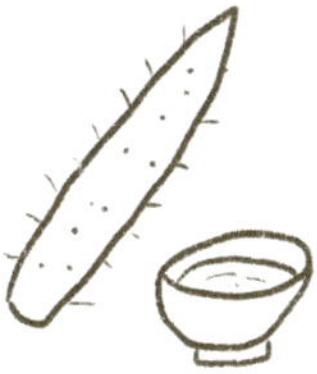

長イモ

カリウムのほか食物繊維も豊富で便秘解消にも役立つ。

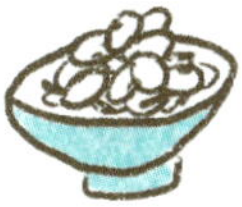

あずき

栄養豊富でカリウムもたっぷり。茹でたら汁ごといただこう。

野菜だけでなく豆やイモ類にも豊富に含まれるカリウム

ナトリウム（塩分）には、水分を溜め込む働きがあります。食事で塩分を摂り過ぎて体内のナトリウム濃度が高まると、それを薄めようとして水分をとり込み、水分が過剰な状態となってむくみを引き起こすというメカニズムです。

そんなナトリウムをスムーズに体外に排出する働きをしてくれるのがカリウムです。日頃あまり野菜や果物を食べないという人は、カリウムの摂取量が少ないため、むくみやすい状態になっている可能性があります。カリウムは野菜のほか、イモ類や豆類にも多く含まれているので、毎日の食事や軽食などで意識してとり入れることで、むくみ解消に役立ちます。

To Do 21

ストレスや疲労を軽減！パワフルなビタミンB群の働き

point

- 8種類あるビタミンB群はエネルギー代謝を高め、疲労を解消してくれる
- ビタミンB_2はストレス性の肌荒れや目の充血を抑える
- ビタミンB_6はイライラや精神を落ち着かせてくれる
- ビタミンB群には水分代謝を活発にする働きも

毎日食べたい！
ビタミンB群が豊富な食べ物

マグロ

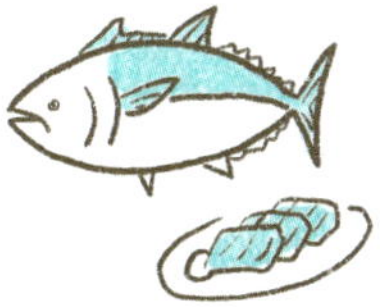

赤身の魚にはアミノ酸の再合成を助けるビタミンB_6が豊富。

卵

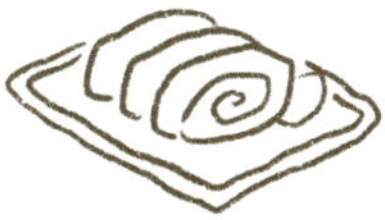

ビタミンB_2が豊富で栄養価も高い優秀食材。1日1個を目安に。

バナナ

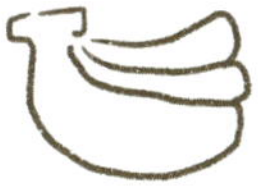

ビタミンB_6と、カリウムも豊富。むくみ＆腸活のお役立ち果物。

マイタケ

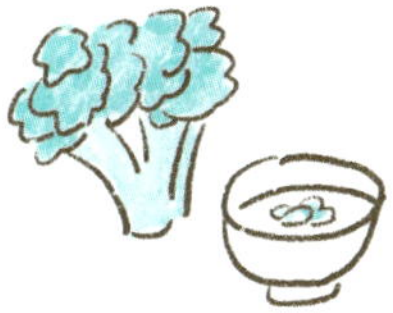

ビタミンB_2が豊富。ローカロリーなのでたくさん食べても安心。

ビタミンB群を味方につけてパワフルにむくみを撃退！

ナトリウムの排出を助けるカリウムと並んで、むくみ対策におすすめの栄養素がビタミンB群です。ビタミンB群には疲労解消に加え、水分代謝を活発にする働きがあるからです。

中でも卵やレバー、マイタケなどに多く含まれるビタミンB_2には、新陳代謝を活発にして血行をよくする効果が期待できます。マグロやカツオ、バナナ、ニンニクなどに豊富なビタミンB_6は、ホルモンバランスの乱れが原因のむくみ対策に役立ちます。どちらも水溶性で水に溶けやすい性質を持っているため、生食か汁ごといただく調理法で、日々の食事にとり入れるようにしましょう。

To Do 22

女性にうれしいこといろいろ。大豆を食べて元気に、キレイに

老化防止
利尿作用
免疫力アップ
血流アップ

point

- 大豆に含まれるサポニンの抗酸化作用は全身の老化防止に役立つ
- 大豆イソフラボンが女性ホルモンの働きを助ける
- サポニンの利尿効果でむくみスッキリ
- サポニンの血流改善効果で血液サラサラに

種類も豊富な大豆製品を どんどん食べよう！

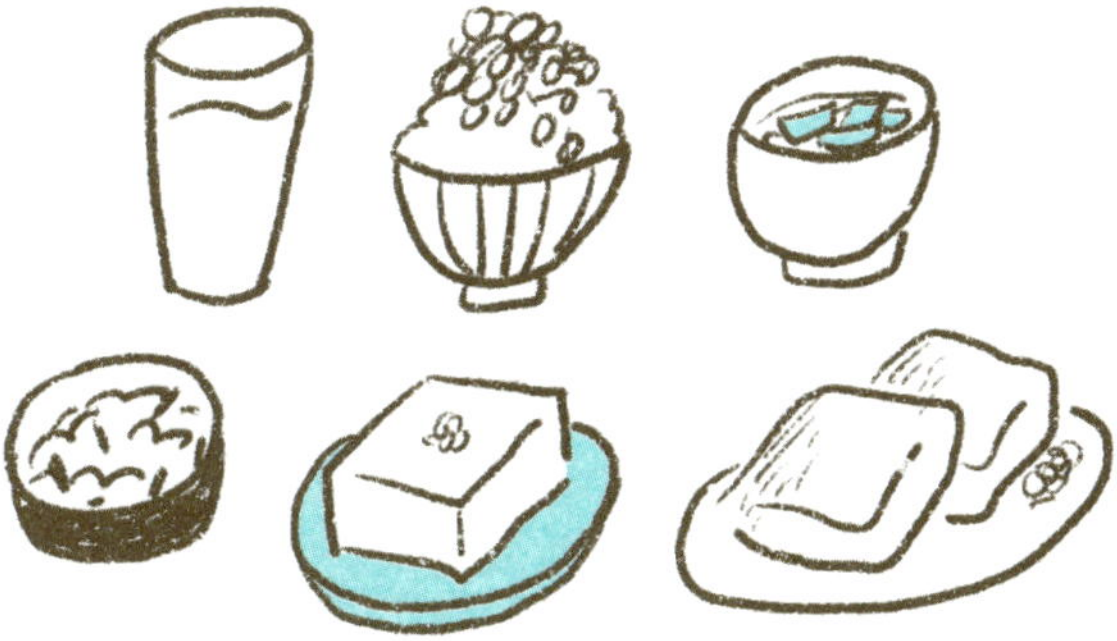

女性にうれしい大豆食品ファミリーを食卓に！

豆乳、納豆、みそ汁、おから、豆腐、厚揚げ、油揚げなど
おかずとして食卓に置けるものが多いのもうれしい。

大豆製品には 女性にうれしい効果がいっぱい

高い利尿効果によるむくみ改善以外にも、さまざまな美容&健康効果が期待できるのが、大豆や大豆製品に含まれるサポニンという栄養素。主な働きに次のようなものがあります。

①老化の原因となる活性酸素を除去する抗酸化作用　②免疫力を向上させ、ウイルスや細菌から体を守る　③脂肪の蓄積を防いで肥満になりにくい体に　④毛細血管の血流を促し、冷え対策にも効果が期待できる　⑤肝機能の向上に役立つ　などなど。

また、女性ホルモンの働きを助ける大豆イソフラボンも含まれており、特に女性にとっては摂りたい栄養素。大豆製品を使ったおかずを積極的にとり入れて。

To Do 23

驚きの栄養素が詰まってる！デザートにはクランベリーを

point

- クランベリーは抗酸化作用のある栄養素を豊富に含む
- シワやたるみ、乾燥などの肌悩みの改善効果が期待できる
- 腎臓を活発化して利尿作用を高める働きがある
- 尿路感染症（膀胱炎など）の予防に役立つ

実はクランベリーは いい仕事をしてくれるんです！

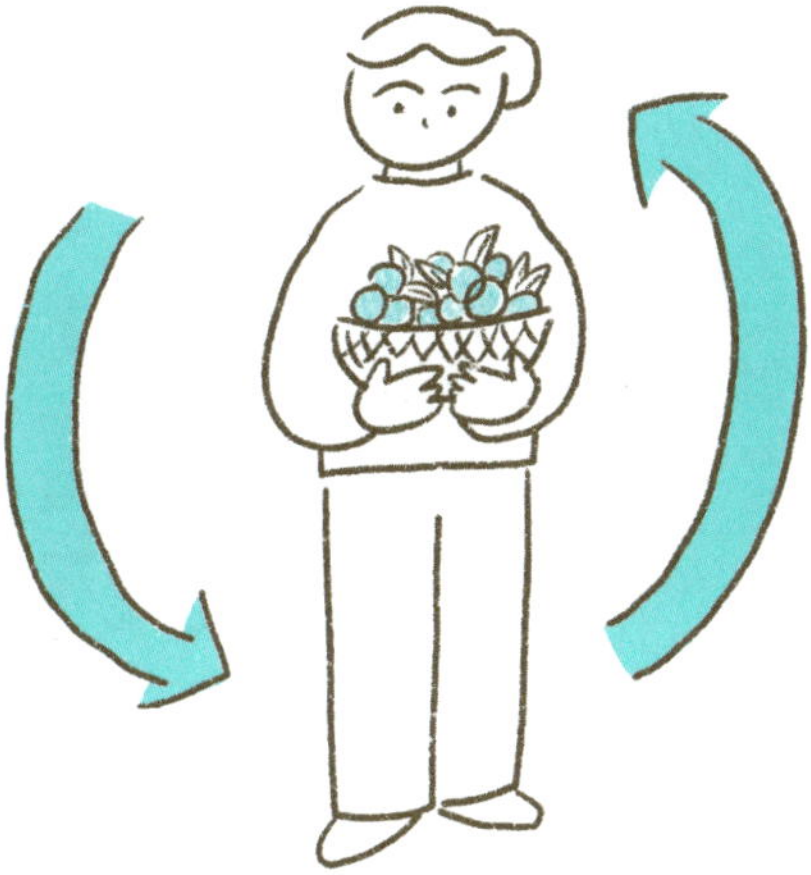

むくみを軽減

クランベリーに含まれるプロアントシアニジンが、腎臓の機能の維持に役立つ。利尿作用を高めて、体内の余分な水分や老廃物の蓄積を防ぎ、むくみ解消の味方に。

血液のめぐりをよくする

プロアントシアニジンは、優れた抗炎症作用と抗酸化作用も併せ持っている。この作用によってむくみの原因にもなる血液の滞りが改善され、めぐりがよくなる。

かわいいルックスのフルーツで おいしく&腎臓を元気に

数多くの有効成分が含まれていることで知られるクランベリー。アメリカの先住民たちの間では食用だけでなく、古くから薬用にしていたと伝えられます。

クランベリーに含まれる主要な成分のひとつであるプロアントシアニジンは、抗炎症作用と抗酸化作用を持ちます。これが腎臓の機能を活発にし、利尿作用を高めることで、むくみの原因となる体内の余分な水分や老廃物の蓄積を防ぐ働きをしてくれることが期待できます。

クランベリーは生では手に入りにくい食材。冷凍やドライ、ジュースなどを利用して、手軽におやつとしてとり入れるのがおすすめです。

To Do 24

工夫次第でおいしく減塩!「朝だけ塩抜き」のすすめ

point

▼塩分の摂り過ぎはむくみに直結する

▼1日の塩分摂取量の目標は、成人女性で6・5g未満※1。さらに高血圧の予防や治療のためには6g未満※2と、かなり少なめ

▼朝食だけ塩分なしにして、その分の塩分を昼と夜の食事に振り分ける

※1、2 厚生労働省「日本人の食事摂取基準(2020年版)」による

朝だけ塩抜き おすすめの朝食メニュー

グラノーラ＋豆乳

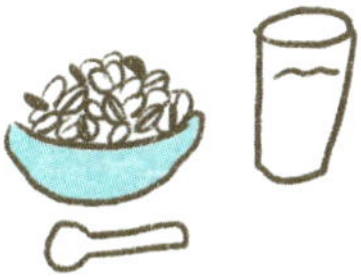

食物繊維やビタミン、ミネラルがバランスよく含まれている。

大豆ミート＋無塩ナッツ＋豆乳

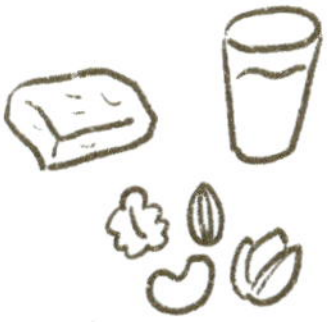

大豆の栄養素を摂りながら、満腹感も得られる。

ふかしサツマイモ＋温かい豆乳

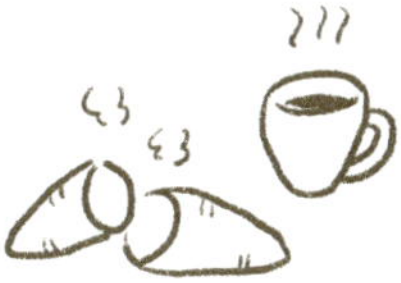

サツマイモはカリウム・食物繊維が豊富。腹持ちもいい。

バナナ＋ヨーグルト

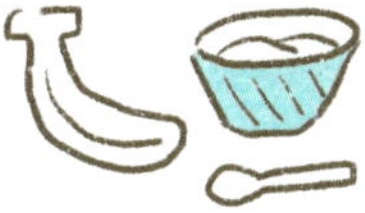

腸内環境を整えるのにもピッタリな王道の朝食メニュー。

食事にメリハリをつける無理のない減塩方法

むくみの大きな原因は、食事での塩分の摂り過ぎにあります。1日の塩分摂取量の目標は、健康な成人女性で6.5g未満。かなり味気ないと感じる量です。

減塩のコツは、塩分を1日の総量で考えて、3回の食事にメリハリをつけること。朝食だけ無塩に近いメニューにして、昼・夜に使える塩分量を増やすという方法なら、ストレスなく減塩することが可能になります。

ヨーグルトや牛乳、グラノーラ、果物など、朝食に適した食材は塩分なしでおいしいものがたくさんあります。どれも腹持ちがよく栄養たっぷりで、さらに脂質・糖質がセーブできるのもうれしいですね。

MUKUMI TORI

To Do 25

塩分なしでおいしさだけプラス。スパイス・ハーブ・香辛料を活用

食欲増進

減塩

point

▼薄味をカバーし、料理をレベルアップしてくれるハーブや香辛料などの味変調味料

▼香りや風味、アクセントを加えておいしく仕上げてくれる

▼食材そのものの味や甘み・塩みを引き立てる効果も

▼塩分は含まれていないので安心

常備していると便利！　味変調味料

スパイス類

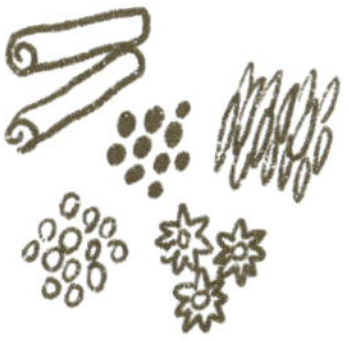

カレー粉、黒コショウ、
山椒、クミンなど。

ハーブ類

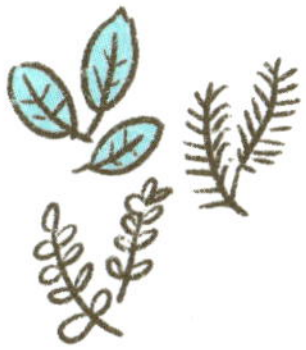

ローズマリー、パセリ、タイム、
オレガノ、バジルなど。

辛み

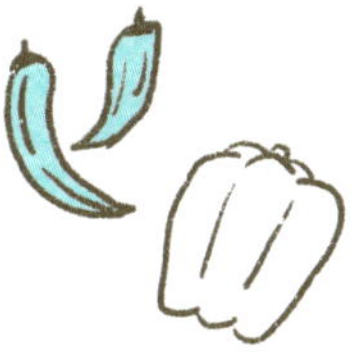

ワサビ、和カラシ、マスタード、
一味・七味唐辛子など。

香味野菜

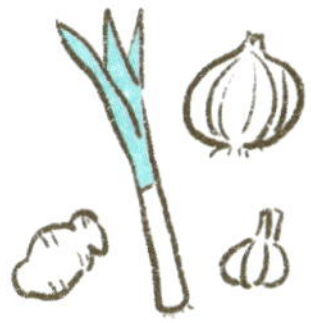

ミョウガ、ショウガ、シソ、ネギ、
ミツバ、ニンニクなど。

香りや風味、辛さが薄味を上手にカバーしてくれる

食べたときにおいしい、と感じさせるのは、塩分に限ったことではありません。香りも重要なファクターです。ミョウガやシソ、ネギなどの香味野菜は食材そのものの味を引き立ててくれるので、薄味でもおいしい料理に。香りのいいハーブ類もお役立ちです。

カレー粉や山椒などのスパイス類は風味を、七味唐辛子やマスタードなど辛みのある香辛料はアクセントを料理に添えてくれます。酢や柑橘類の果汁を仕上げに使えば爽やかな味に。

うれしいのはこれらすべてが無塩ということ。常備しておけば、減塩生活も無理なく続けられそう。

To Do 26

摂り過ぎ注意！カフェインは適度な量を守ってむくみ防止に

利尿作用
血流アップ

point

- カフェインには利尿作用、血流改善効果が期待できる
- 適度に摂取することで体内の余分な水分が排出しやすくなる
- 過剰な摂取は下痢、吐き気などの悪影響を及ぼす恐れもあるので注意
- 質のいい睡眠を守るために、寝る前の摂取は避ける

適度なカフェインは、むくみ解消に役立つ！

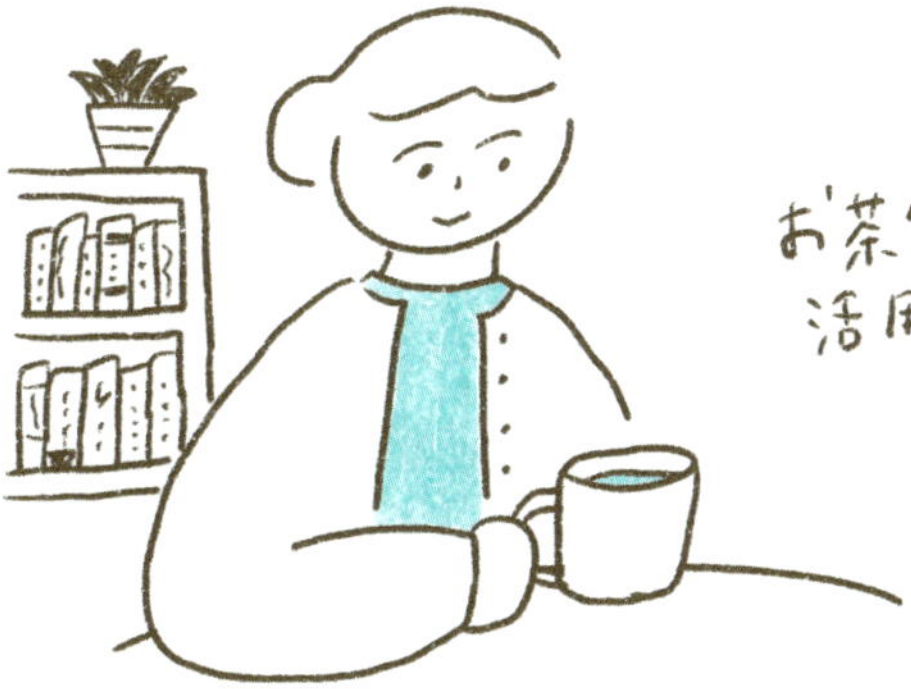

カフェインの適度な摂り方

健康被害を避け、むくみの解消に役立てるためには、摂取量は一度に200mg、1日400mgまでを目安に。コーヒーだと一度に330ml。なるべく昼間の時間帯に摂取しよう。

適度に楽しんでむくみ解消に役立てよう

カフェインには、利尿作用が期待できます。そもそも体内の水分は、腎臓でこしとられ約99％が体内に再吸収される仕組みです。しかしカフェインにはこの腎臓での水分の再吸収を抑える働きがあり、この作用により体内に戻るはずの水分が排泄され、尿の量や回数が増えやすくなるのです。

とはいえカフェインは過剰に摂り過ぎてしまうと中枢神経系の刺激が強まり、その結果めまいが起きやすくなるなどの恐れも。コーヒーなら1日660ml程度を上限と考えましょう。またカフェインには覚醒を促す作用もあるので、睡眠の質を下げないためにもできるだけ早め、就寝の6時間前までに摂取しましょう。

To Do 27

実はノンカフェインの健康茶 たんぽぽコーヒーのすごいパワー

point

- たんぽぽコーヒーは欧州や中国で古くから飲まれてきた健康茶
- たんぽぽの根を使って作られている
- 日本では江戸時代から、さまざまな健康の悩みに役立てられてきた
- 漢方薬では「蒲公英《ホコウエイ》」という生薬で使われている

たんぽぽコーヒーには こんな効果が！

利尿作用

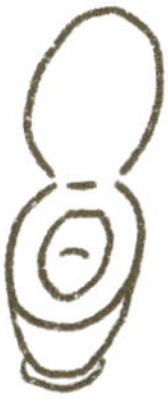

カリウムが多く含まれているので、尿から余分な水分を排出。

ホルモンバランスを整える

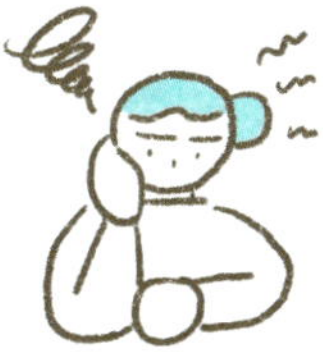

生理の不調を改善したり、母乳を出やすくする効果も。

育毛効果

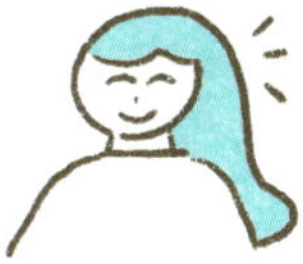

毛髪の強化因子を促進するために必要なタンパク質を増やす働きが。

整腸効果

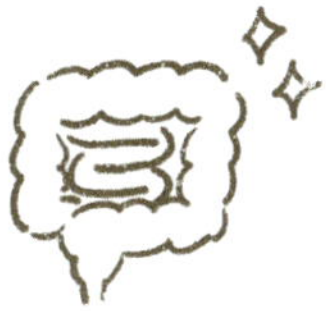

食物繊維のイヌリンが豊富。血糖値の上昇も抑える。

健康効果がいっぱい詰まったコーヒーという名の健康茶

むくみ解消をはじめとして、ほかにもたくさんの効能を持つのが、たんぽぽコーヒー。苦みがあり味も見た目も似ているので「コーヒー」の名前がついていますが、たんぽぽの根から作られているノンカフェインの健康茶です。

上に挙げた効能のほかにも、肝機能を改善して解毒機能を高めたり、胆汁の分泌も高めるので脂っこいものを食べるときに消化を促進してくれます。鉄を多く含むので貧血気味の人や、血流をアップして体を温めるので冷え性の人にもおすすめと、その守備範囲の広さには驚きです。ぜひ毎日のティータイムにとり入れて、たんぽぽパワーを実感してみてください。

To Do 28

食用に、化粧品にと変幻自在。スーパーフード、ハトムギのパワー

利尿効果
抗アレルギー
デトックス
鎮痛効果

point

▼ハトムギは化粧水、お茶、食用と幅広く活用されている
▼利尿作用があり、むくみの改善にも役立つ
▼スーパーフードといわれるほど栄養が豊富
▼生薬成分ヨクイニンには痛みやしびれの緩和、抗アレルギー効果も期待できる

こんなにいろいろ！ハトムギのパワー

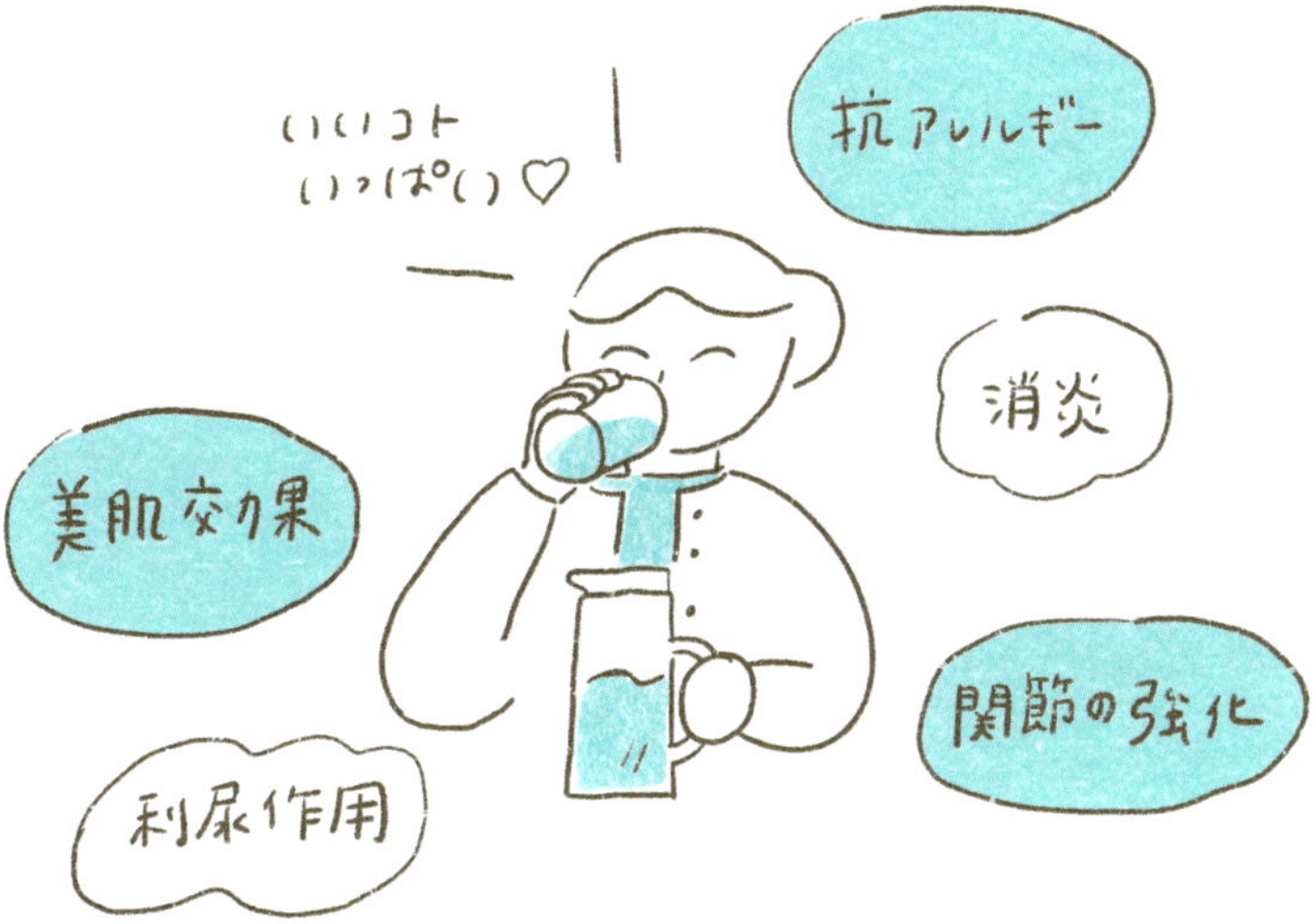

いいコト いっぱい♡
抗アレルギー
消炎
美肌効果
関節の強化
利尿作用

美容効果&栄養豊富なスーパーフード

江戸時代には美白やイボとりなどの美容効果で知られていたハトムギ。利尿を促す働きがあることから、むくみの改善やデトックス効果も期待でき、最近ではタンパク質や必須アミノ酸、食物繊維が豊富なスーパーフードとして注目されています。サラダやスープの具材にするなど、食用としても積極的に摂りたいものです。

古くは薬用として日本に持ち込まれたといわれており、その種子を脱穀して乾燥させたのが生薬「ヨクイニン」です。痛みやしびれを緩和する働きがあることから、解熱・鎮痛・消炎薬として漢方薬に配合され、近年は生活習慣病の予防や抗アレルギーなどの効果も期待されています。

To Do 29

ビールの原料というだけじゃないハーブとしてのホップの働き

リラックス効果
生理痛改善
更年期障害対策
デトックス

point

- 中世ヨーロッパの文献に、ホップはリラックス効果のあるハーブとしての記録がある
- ゆるやかに神経に作用して、緊張感や不安感を和らげる効果が
- 優れたホルモン様作用（ホルモンのような働きをする）があり、生理痛や更年期障害の症状を緩和する

ホップの効果、ビールなどでも楽しくいただきます！

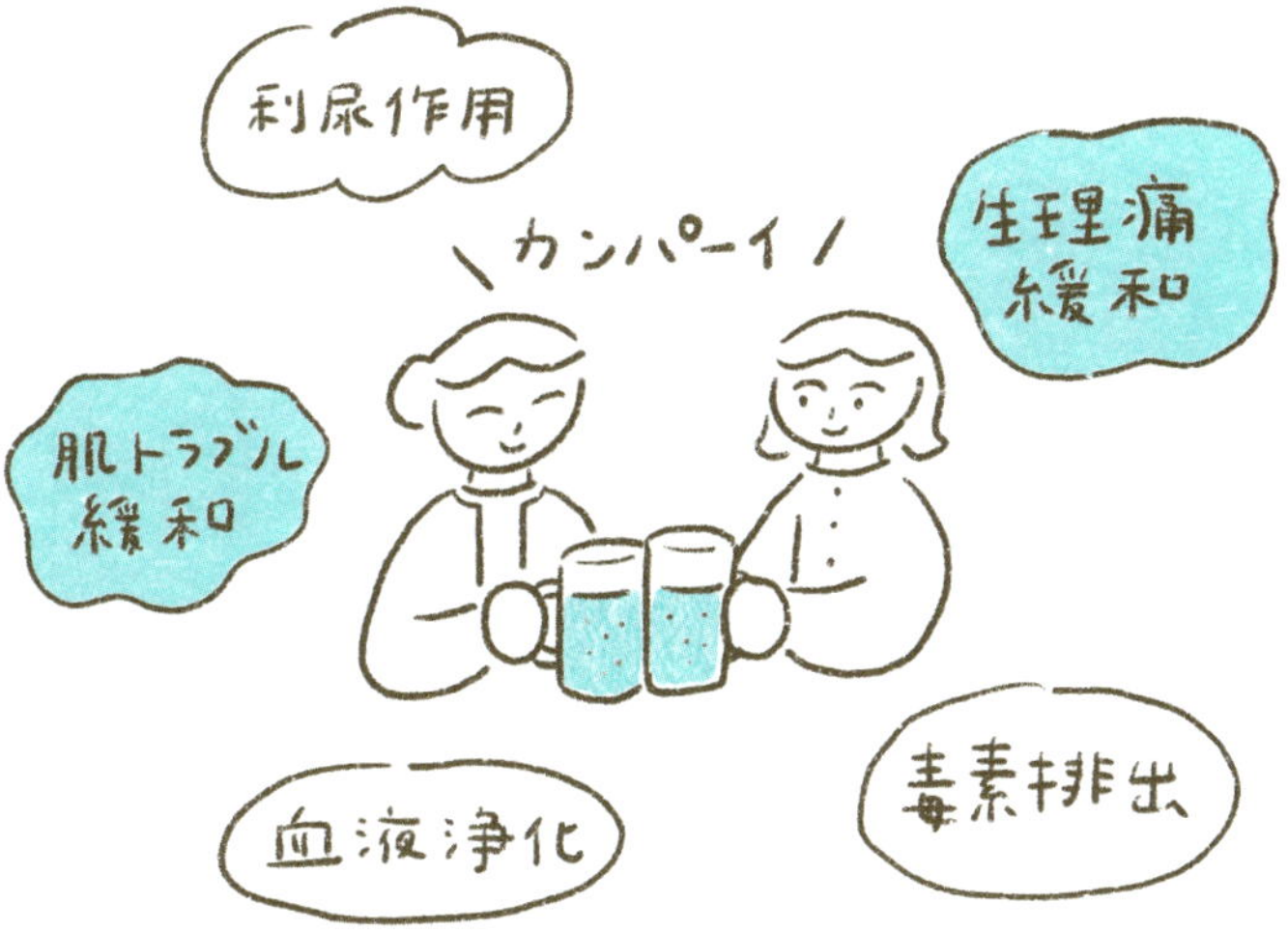

不安やストレスを軽減させる効果が期待できるハーブ、ホップ

ビールの原料として広く知られているホップ。実は人の健康に役立つさまざまな働きを持つハーブです。インドのアーユルヴェーダや中国医学では、不眠の薬として利用されてきました。

ホップは優れたホルモン様作用があることから、月経前症候群による過度の緊張や生理痛、不安・不眠など更年期障害の諸症状を緩和してくれる、まさに女性のためのハーブ。利尿作用もあり、むくみをとり除いて体内の毒素排出を促します。さらには美肌作りもサポート。

ビールも適量なら、これらの効果を期待したいときにはおすすめ。もちろん飲み過ぎにはお気をつけて。

To Do 30

色で識別できる!? 体を冷やす&温める食べ物

point

▼食べ物には、体を温めるものと冷やすものがある
▼例外はあるが、色の違いでざっくりと見分けることができる
▼濃い色、暖色系の食べ物は体を温める
▼淡い色、寒色系の食べ物は体を冷やす

色でむくまない
食べ物を見分けよう

×

〈白系や渋い色〉

ダイコン、モヤシ、ウドン、
白砂糖、白パン、
白米、生クリームなど。

〈寒色系〉

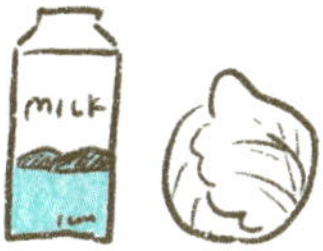

ハクサイ、レタス、タケノコ、
豆腐、牛乳、マヨネーズなど。

○

〈黒系や濃い色〉

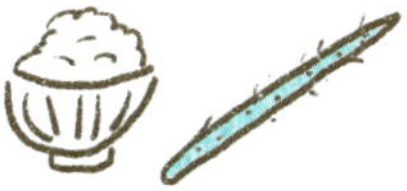

玄米、ソバ、ゴボウ、
レンコン、黒ゴマ、
ワカメなど。

〈暖色系〉

リンゴ、ニンジン、紅茶、梅干し、
唐辛子、赤ワインなど。

体を冷やすか温めるか
食べ物の色の違いでわかる

食べ物は、体を冷やすものと温めるものに分けられます。そのいちばん簡単な見分け方は色を見ることです。

玄米、レンコン、ワカメなど黒や茶の濃い色、リンゴやニンジン、梅干しなど暖色系の食べ物は体を温めてくれます。これに対して精製された米やパン、牛乳、葉物野菜など、淡い色や寒色系の食べ物は体を冷やす傾向にあるといわれています。

この基準をぜひ覚えておきましょう。毎日の食事の際に、例えば麺類ならウドンよりソバ、砂糖を使うなら白砂糖より黒砂糖を選ぶように意識するだけでも、むくみの大きな原因となる体の冷えを回避することができるのです。

To Do 31

体を温める食べ物の代名詞 ショウガのパワーを最大限に

point

- ショウガは体を温める食べ物の代表選手
- 辛み成分「ジンゲロール」には血行促進作用や発汗作用がある
- 食材の臭みをとり、柔らかくする働きもある
- 胃への刺激が強いので、食べ過ぎには注意が必要

料理にもっと、ショウガをプラス！

ショウガをプラスしたい料理

定番＆王道の豚肉のショウガ焼きのほか、きんぴらや煮物を作るときにプラスすると、風味が加わってさらにおいしくなる。冷奴やおひたしの薬味にしたり、炊き込みごはんにするのも◎。

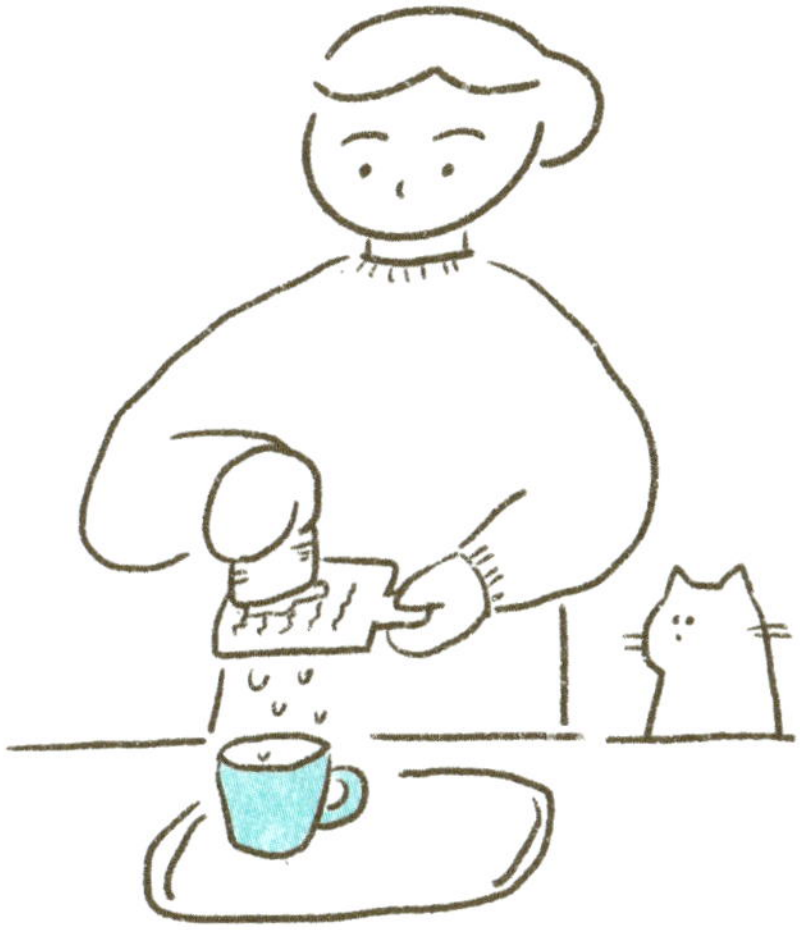

体がポカポカ、血流アップ！驚きのショウガパワー

ショウガは体を温める作用を持つ食べ物としてよく知られています。ジンゲロールという成分が心臓の働きをよくし、血管を広げて全身の血流をアップ。すると腎臓の働きも高まって尿が出やすくなるので、体に溜まった余分な水分も一緒に排出されます。また発汗作用もあって体が内側からポカポカと温まり、体温も上がって免疫力も高まるというかうれしい働きも。

そこで手軽にショウガを摂るのにおすすめなのが、みそ汁やソバなどの汁物にプラスすること。ショウガには食材の臭みをとったり、柔らかくしたりする働きもあるので、料理に使えば料理の味もランクアップすること間違いなしです。

To Do 32

ドリンクにショウガをプラスしてティータイムを温活タイムに

血流アップ
発汗作用
利尿作用
体を温める

point

▼いつもの飲み物にショウガをプラスして気軽にむくみとり
▼すりおろしやチューブ入りショウガでもＯＫ
▼加熱や乾燥で温め力アップ
▼ドリンクはホットで。アイスだと内臓を冷やす恐れがある

ティータイム＆晩酌に
ショウガをプラス！

ショウガ湯

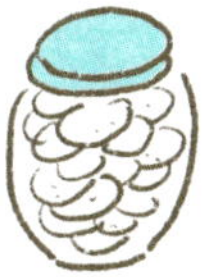

白湯にショウガをプラスするだけ。
やさしい味に心もほっとする。

ショウガ酒

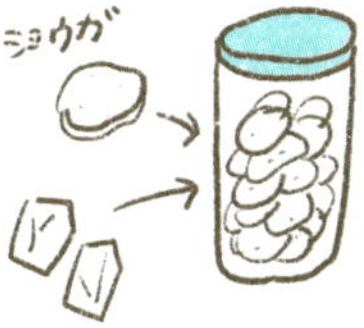

焼酎のお湯割にもショウガを。
晩酌も温活タイムに早変わり。

ショウガハチミツレモン

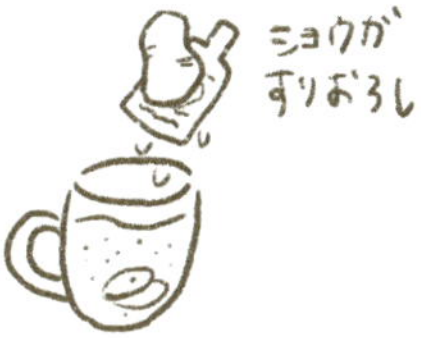

甘さの中にショウガのピリッと
したアクセントが加わって◎。

ショウガ甘酒

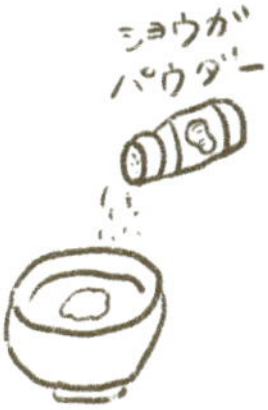

飲む点滴といわれるほど健康効果
の高い甘酒に。体温め効果も！

お茶でもお酒でも ドリンクにはショウガをプラス

その抜群の温め効果から、むくみとりのためには毎日欠かさずショウガを摂りたいもの。ティータイムや晩酌で楽しむドリンクにプラスすると、無理なく続けられるのでおすすめです。

生のショウガをすりおろしたものを入れるのがベストですが、面倒だと感じる人や外出先では、チューブ入りのショウガを使うと便利です。

またショウガは加熱したり乾燥すると、ジンゲロールがショウガオールという成分に変わり、さらに体を温める働きがパワーアップ。薄くスライスして天日干しにしたショウガをすってパウダーにしておけば、いつでもショウガドリンクが楽しめます。

To Do 33

温めパワーの高い食材を使えば体を冷やす食材の作用が和らぐ

point

▼温める食材を加えると、冷やす食材の作用が緩和される

▼ネギ、ニンニク、シソなどの薬味、唐辛子、コショウ、山椒などのスパイスは体を温めるパワーが強い

▼薬味の独特なニオイ成分のイオウ化合物が血管を広げて血流アップ

いろいろな料理に薬味をかけて、温め効果をアップ！

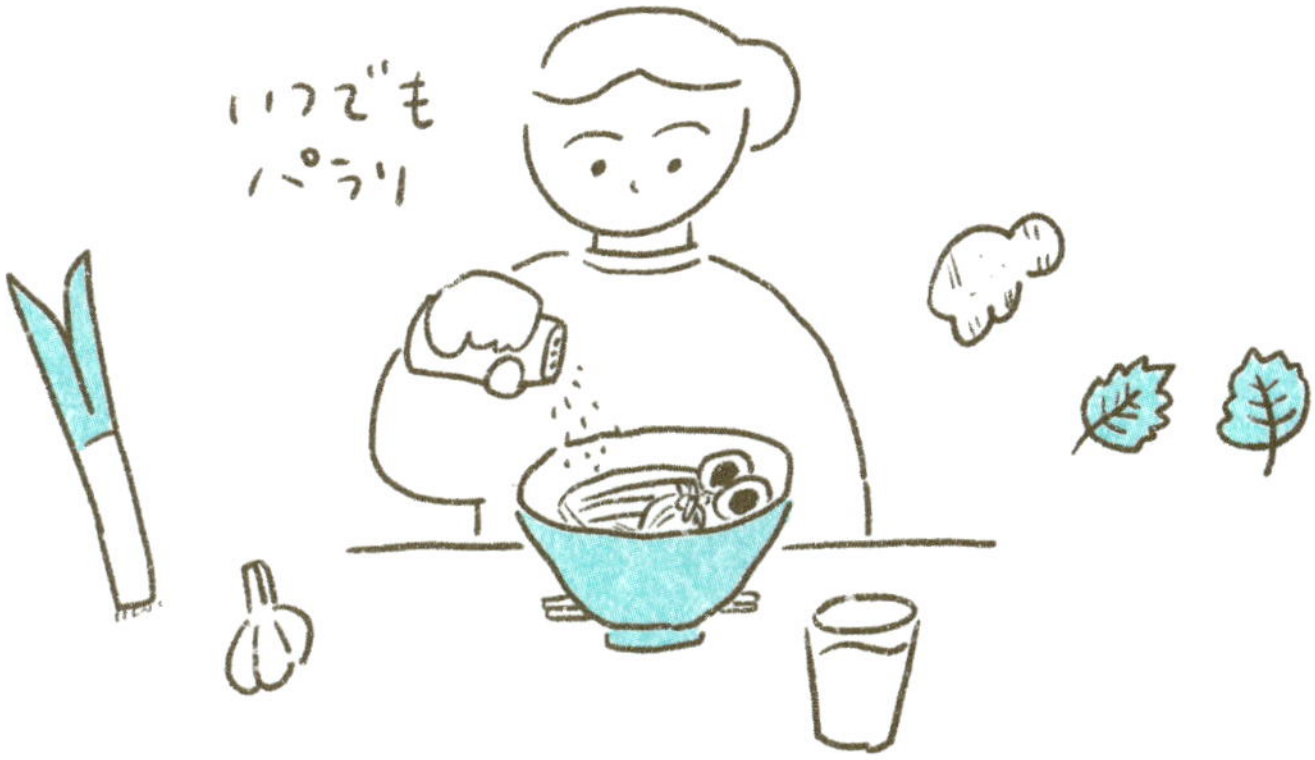

かけたい薬味

辛いものが苦手な人には、ネギやニンニク、ラッキョウなどの「薬味系野菜」がおすすめ。料理にとり入れることで血流をアップさせ、排尿促進につながる。

温め効果の高い食材を有効活用しよう

体に溜まった余分な水分を排出する働きを持つ食材のひとつ、唐辛子。食べると体がカーッと温まって発汗が促されます。さらに唐辛子に含まれる成分「カプサイシン」には血流のめぐりをよくしたり、脂肪を燃焼する働きも。そんな唐辛子を使った一味や七味唐辛子をぜひ料理に加えて、むくみ解消に役立てましょう。

体を冷やす食材でも、温めパワーの強い食材と合わせると、その作用が緩和されたり温める作用を生んだりします。その好例がキムチ。冷やす食材・ハクサイが、塩・ニンニク・唐辛子を加えることで温め作用のある食べ物にチェンジ。このパワーを利用しない手はありませんね。

To Do 34

コーヒーにプラスαで体を冷やす作用を和らげる

point

- コーヒーは体を冷やすとされる飲み物
- コーヒーに含まれるカフェインには、利尿作用がある
- シナモン、豆乳をプラスすることで、その温めパワーによってコーヒーによる冷えを和らげることができる

体を冷やすといわれるコーヒーも、ひと工夫でポカポカに！

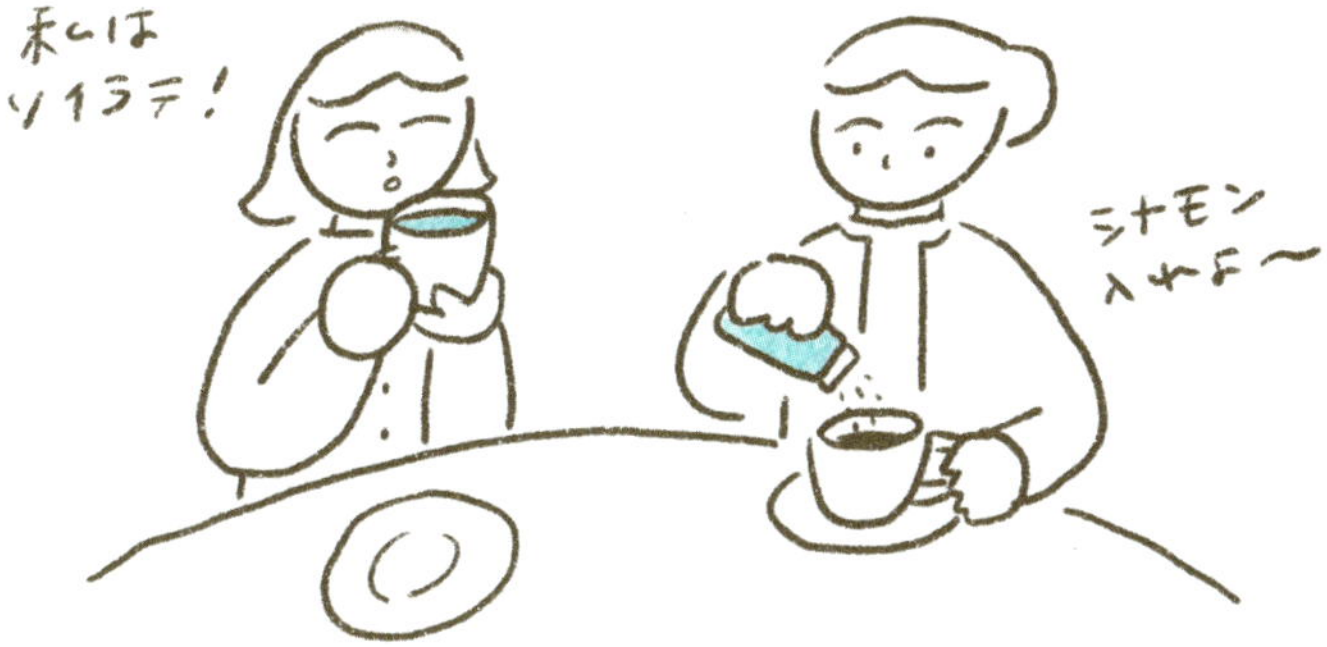

シナモンと豆乳の働き

シナモンは体を温める働きを期待できるスパイス。コーヒーの体を冷やす働きが抑えられる。豆乳には利尿作用のあるサポニンが豊富で、大豆のさまざまな栄養も摂取できる。

体を冷やすコーヒーもひと工夫して楽しもう

適量に摂るカフェインには利尿を促す働きがありむくみ解消に役立ちますが、その代名詞ともいうべきコーヒーは、実は体を冷やす飲み物といわれています。そうはいってもどうしても好きでやめられない！という場合は、コーヒーによる冷えを和らげる工夫をとり入れて楽しみましょう。

まずは体を温める働きを期待できるシナモンを加えること。シナモンパウダーをコーヒーにプラスしましょう。ラテなら豆乳を使ったソイラテに。豆乳は牛乳よりも体を冷やす作用が少なく、利尿作用のあるサポニンが多く含まれています。この方法ならコーヒーブレイクも、心と体を温めるリラックスタイムになります。

MUKUMI TORI

To Do 35

栄養豊富な昔ながらのおやつ、あずきの健康効果を再認識

老化防止
利尿作用
デトックス
血圧降下

point

▼ケーキがなかった時代、日本人のおやつの代表はあずきだった

▼強い抗酸化作用で知られるポリフェノール。あずきに含まれる量は赤ワインの2倍ともいわれる

▼むくみに効くカリウムやビタミンB_2も豊富

意外と簡単！
手作りあずき湯にトライ

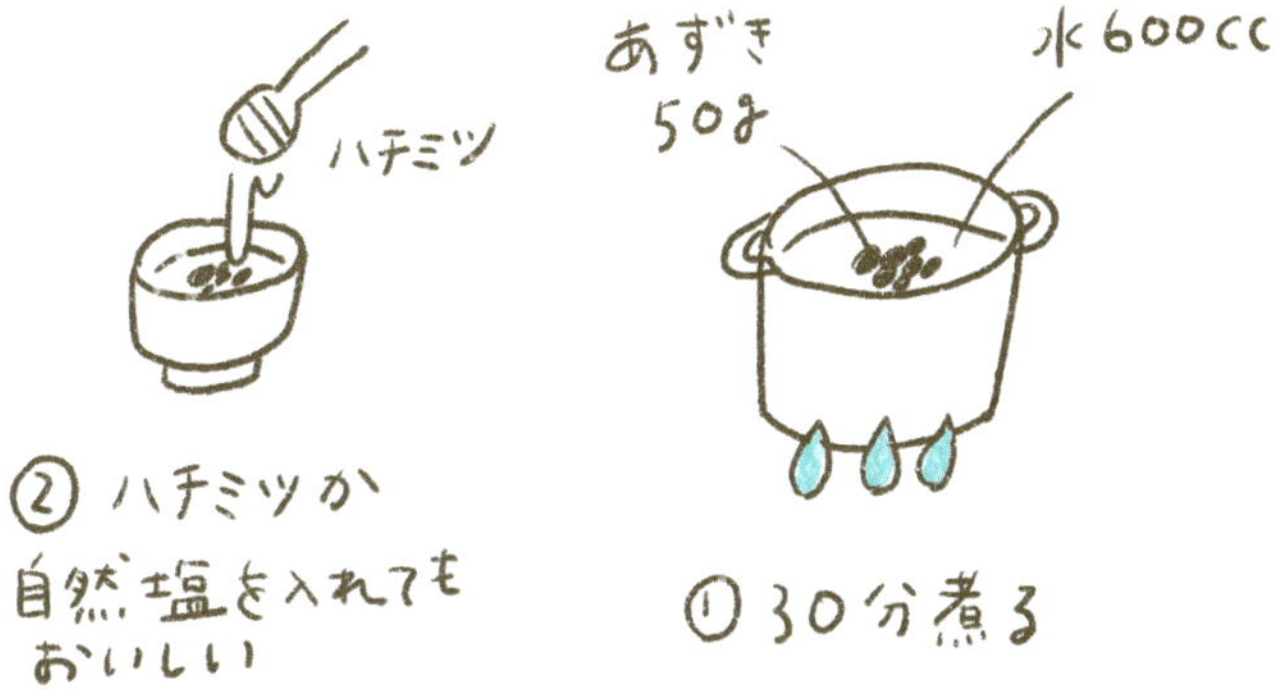

あずき湯の作り方

鍋によく洗ったあずき豆50gと水600ccを入れて火にかけ、アクをすくいながら30分ほど弱火でコトコトと柔らかくなるまで煮る。ハチミツや自然塩を加えてもおいしい。

あずきの栄養素をまるごといただきます！

尿の回数や量が少ないという人にぜひおすすめしたいのが「あずき湯」です。あずきには利尿作用のあるサポニンやカリウム、ビタミンB_2が豊富。さらにはデトックス効果が期待できる食物繊維や、アンチエイジングの味方のポリフェノール、血液をサラサラにして血圧を下げるレシチンなど、美容と健康にうれしい栄養素がいっぱい詰まっています。

あずき豆を鍋に入れて茹でるだけ、と作り方はとても簡単。30分ほど時間をかけてコトコト煮ることで、さまざまな栄養素が溶け出してきます。ちょっと小腹が空いたときにぴったりな、おいしく健康になれるおやつです。

MUKUMI TORI

To Do 36

いまこそ注目したい、和食の「一汁三菜」スタイル

低カロリー

5大栄養素を含む

整腸効果

免疫力アップ

point

- ユネスコ無形文化財に登録され、世界的に注目を集めている日本食
- おいしく栄養価の高い、旬の食材を活かした料理が揃う
- 一汁三菜は食事バランスがよく、1食でさまざまな栄養素が摂れる

和定食のバランスのよさに注目！

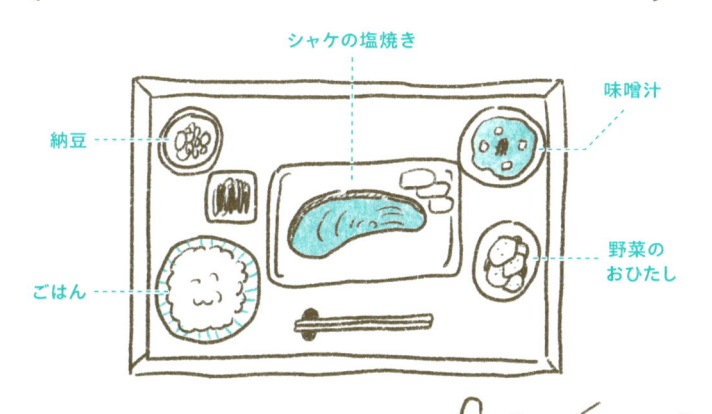

理想の和定食って？

主食で炭水化物、主菜でタンパク質、副菜ではビタミンやミネラル、食物繊維、味噌汁からは大豆製品とあらゆる栄養素が一度の食事でバランスよく摂れる。

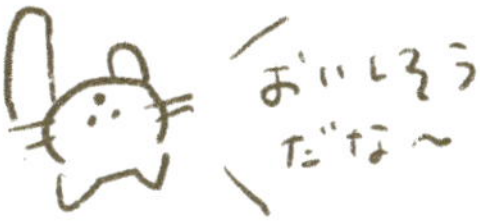

和食なら1食で5大栄養素が摂れる

日本人の食生活は欧米化している、といわれています。欧米の主食といえば、パンやパスタで、その原料である小麦粉は体を冷やす食材といわれています。

主食、主菜、副菜、汁物が揃った和食の食事スタイルは、理想的なバランスです。エネルギー源となる炭水化物、肉や魚などのタンパク質、野菜や海藻などからはビタミンやミネラル、食物繊維と、1食で5大栄養素が補えます。さらに和食の調味料には、腸内環境を整え免疫力を高める発酵食品が多いのもポイント。夜は活動量が落ちるので、特に夕食はシンプルな和食がおすすめ。ヘルシーで温め効果も期待できる和食を、毎日の食事にとり入れましょう。

MUKUMI TORI

To Do 37

ケーキはたまのごほうびに。おやつを食べるなら和のスイーツ

体を温める

低カロリー

point

▼人間の体は栄養素が十分足りている場合、余った分は中性脂肪として蓄えられるため肥満を招く

▼動物性脂肪の過剰摂取は余分なコレステロールを増やす

▼余分なコレステロールは体内で酸化し、血管を傷つけて血流が滞ることにつながる

おやつは断然、和のスイーツを！

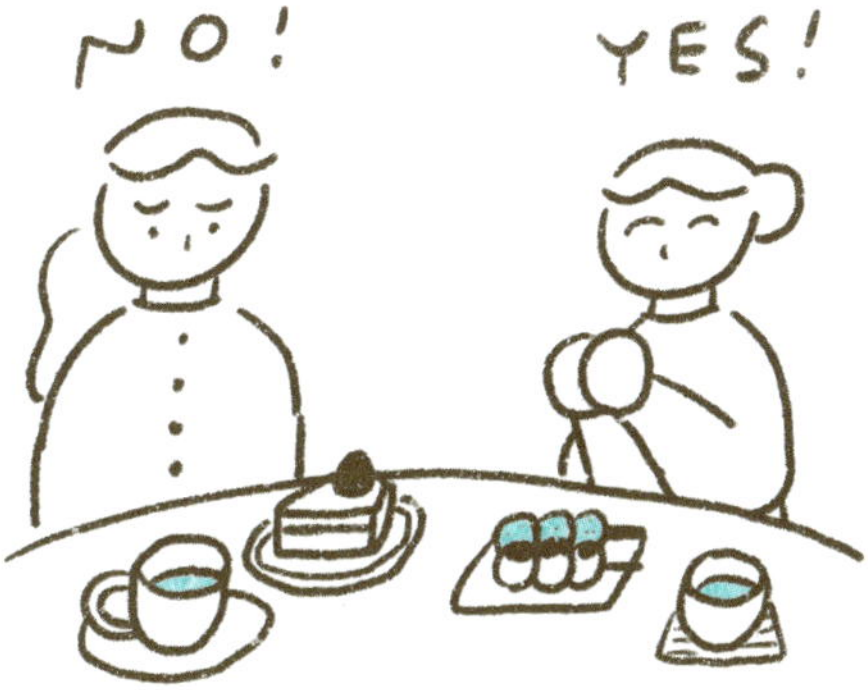

おすすめの和スイーツ

バターや生クリームは体を冷やす食材。あずきを使ったおしるこやまんじゅう、豆を使った練り切りなど、和スイーツは低カロリーで体にもやさしく、まさに一石二鳥！

バターや生クリームに含まれる動物性脂肪にご用心

見栄えもするケーキは、ダイエットの大敵とわかっていながらも、ついその魅力に負けてしまいがち。しかしバターや生クリームなどの動物性脂肪は、血液の中で固まりやすく、血がドロドロになって血流を滞らせる原因になります。動物性脂肪を過剰に摂ると、余分なコレステロールが血管内で活性酸素によって酸化し、血管を傷つけてしまうからです。血栓もできやすくなり、動脈硬化につながる恐れもあるので注意が必要です。

甘いものがほしくなったら、和菓子を選ぶ機会を増やしてみては？　米や豆が原料の和菓子は体を温めてくれるだけでなく、低カロリーなので罪悪感なく食べられます。

To Do 38

水を一杯飲んでもむくむ、パサつく人は〝ネバネバ〟食品を

うるおい度アップ
消化吸収力アップ
感染症予防
夏バテ解消

point

▼ネバネバな食品に含まれる「ムチン」は、むくみの原因である細胞外の水分を細胞内に抱え込んでくれる

▼海藻や山イモ、オクラや納豆など、〝ネバネバ〟した食品を意識的に摂ると、肌も髪もツヤツヤに！

▼ムチンはタンパク質の消化を助けるので、胃腸が弱ったときにもおすすめ

“ネバネバ”食品がおすすめ！ 積極的に食べよう

山イモ

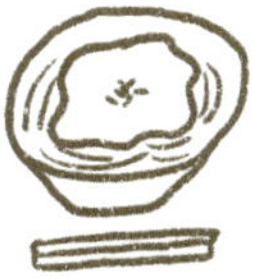

山イモはムチンが消化吸収を助け、
粘膜の保護もしてくれる。

オクラ

オクラはムチンのほか、
ペクチンも多く含み整腸作用も
期待できる。

アシタバ

アシタバはムチン以外に
ビタミン・ミネラルも豊富で
栄養価も高い。

メカブ（海藻類）

メカブは海藻に多い
アルギン酸を含み
腸内善玉菌も増やす効果が。

むくむと肌と髪もパサパサに。ネバネバ成分がうるおいを細胞の中へ

11ページなどでもお伝えしましたが、むくみとは、細胞の中ではなく細胞と細胞の間に水分が溜まっている状態です。そのため、どんなに水分を飲んでも肌や髪にうるおいは足りずパサパサに。必要なのは、細胞の内側に水分を行き渡らせること。そこでおすすめなのが、「ムチン」。ムチンはあらゆる器官の粘膜を保護する成分で、細胞の内側に水分を抱え込む働きをします。そして、それらはいわゆる「ネバネバ」なものに多く含まれています。山イモや昆布などの海藻、オクラ、モロヘイヤ、ナメコ、納豆など。普段の食卓で積極的にとり入れれば、むくみを解消し美容面でも効果アップ！です。

To Do 39

漢方薬はオーダーメイドでこそ体にいい効果を期待できる

point

- 漢方薬には体を温めるものがいくつかある
- 漢方薬は人それぞれの体質に合ったものを選ぶことが重要
- 体質に合わないと漢方薬が体にプラスにならないこともあるので、活用にあたっては専門医や漢方薬局で相談すべき

タイプ別「むくみ」によいといわれる漢方

脾虚湿滞《ひきょしったい》

脾臓は漢方においては消化吸収をつかさどる臓腑、つまり現代の解剖学では胃腸に相当。ここがが弱っているタイプ

おすすめ漢方
・五苓散（ごれいさん）
・六君子湯（りっくんしとう）

脾《ひ》の機能を補い胃腸を守りながら水をめぐらせる漢方薬がおすすめ。

肺気虚《はいききょ》

漢方においては肺は水道（水の流れ）を通調する働きがある。この肺の水道を通調する働きが落ちているタイプ

おすすめ漢方
・防已黄耆湯（ぼういおうぎとう）

肺の水分代謝を高め、水をとり除く漢方薬がおすすめ。

瘀血《おけつ》

血行不良が起こりむくんでいるタイプ

おすすめ漢方
・当帰芍薬散（とうきしゃくやくさん）

冷え症で貧血の傾向があり疲労しやすい体質（虚証）の方に用いる漢方薬がおすすめ。

腎陽虚《じんようきょ》

水液＝津液《しんえき》をつかさどる「腎」の機能が低下し、さらに冷えを伴うタイプ

おすすめ漢方
・牛車腎気丸（ごしゃじんきがん）
・八味地黄丸（はちみじおうがん）
・真武湯（しんぶとう）

腎を温めて水を気化させる漢方薬がおすすめ。

※漢方は個人の体質に合わせて飲むことで効果が期待できるので、上記はあくまで目安として。
漢方薬局など専門家に診断いただくのがおすすめ。

体質に合ったものを選ぶのが漢方薬活用の肝

「葛根湯《かっこんとう》」や「当帰芍薬散《とうきしゃくやくさん》」などの漢方薬は、多くの人が耳にしたことがあるのではないでしょうか。これらの漢方には、体を温める生薬がたくさん含まれており、血液循環を促して、体内に滞っている余分な水分の排出を助ける働きがあります。

漢方薬は「証《しょう》」といわれる個人の体質に合ったものを選ぶのが大事なポイントです。加えてその人の体格や体の状態などを総合的に見ながら、ふさわしいものを選ぶ必要があります。

どんな冷えの症状にも効くという漢方は基本的にはありません。専門家による、いわばオーダーメイドの処方によってこそ、体にいい効果が期待できるものなのです。

第4章

ちょっとした習慣で
体は変わる！

むくみをとる
生活習慣アイデア

何気なく行っている家事や
毎日のオフィスでの服装など、
日常生活の中で簡単にできる、
むくみをとる習慣をご紹介します。
高価なグッズやキツイ運動は不要です。
「ながら」でできる、ちょっとしたこと。
その「ちょっと」が、明日のあなたの
むくみ悩みを救ってくれるかも?

MUKUMI TORI

To Do 40

冷え性予防
血流アップ
体を温める

冷えればむくむ、むくめば冷える。この方程式を肝に銘じよう

point

▼むくみは血流の悪化によって引き起こされることが多い

▼体が冷えると血流が悪くなってむくみ、むくむと血管が圧迫されるため、さらに血流が悪化して冷えるという悪循環に

▼冷えは生活習慣や食事によって改善できる

体の冷えから血流が悪化し、むくみが生じる！

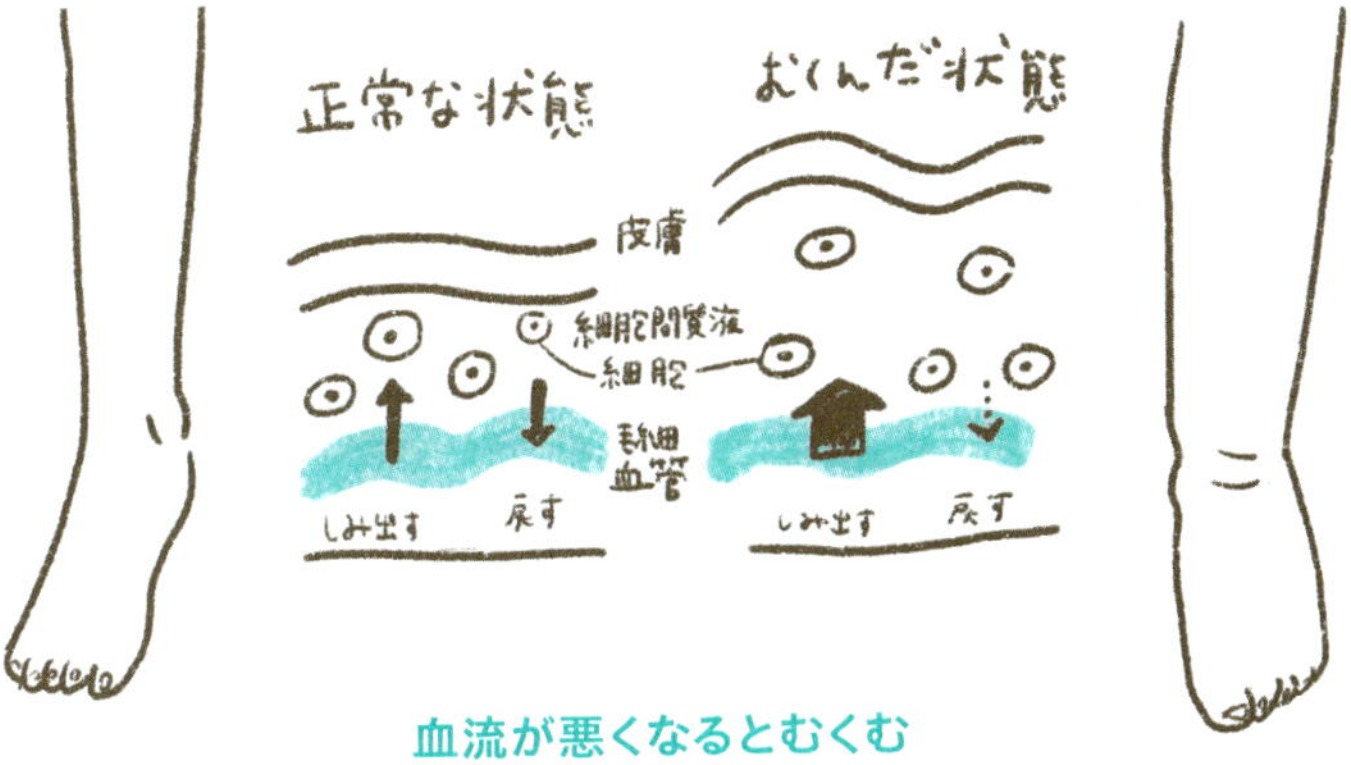

血流が悪くなるとむくむ

血流が悪いと毛細血管内の圧力が上昇することで、水分（細胞間液）が血管の外にしみ出し、皮下組織に過剰に溜まってしまう。これがむくみを引き起こすメカニズム。

むくみは体の冷えによる血流の悪化が大きな原因

血液は体全体に張りめぐらされている血管をすみずみまで通い、酸素や栄養分を届け、老廃物を運び出して日々健康を維持しています。

しかし体が冷えると、余分な脂肪分が固まって血管の内側にも付着します。すると血液がスムーズに流れなくなって圧力が上昇し、血管からしみ出す水分量が増えることでむくみが起こります。さらに冷えを感じた体は血管を収縮させるので、血流はますます滞り、むくみをどんどん悪化させてしまうのです。

むくみ解消の極意は、体を温めること。この後ご紹介するさまざまな方法を実践して、冷えない体作りを目指しましょう。

MUKUMI TORI

老廃物排出
体を温める
腎臓・肝臓活性化

To Do 41

冬も夏もマストで使いたい！腹巻きでお腹を温める

point

- お腹は「お中」とも書き、体の真ん中にあるとても大事な部分
- 体が冷えている人のお腹は、触るとひんやりしている
- 自覚がなくても、お腹が冷えている人は意外と多い
- 腹巻きを使うと手っとり早くお腹を温められる

冬だけでなく夏も！腹巻き着用のすすめ

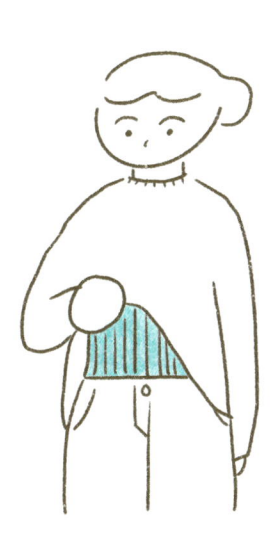

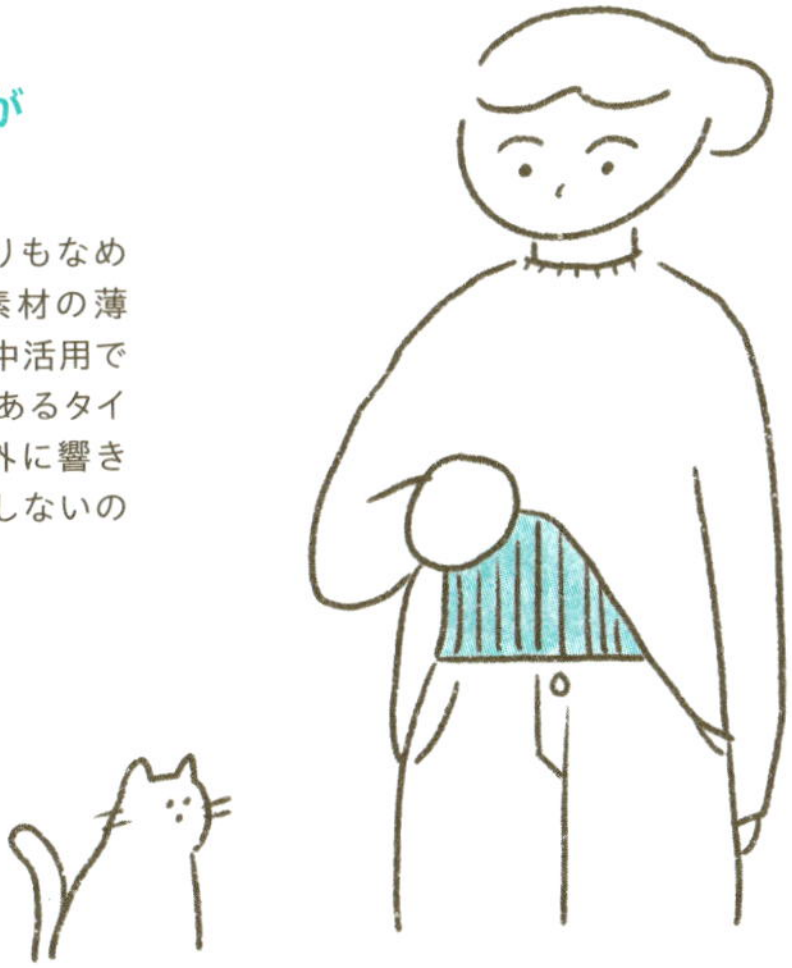

薄手の腹巻きがおすすめ

通気性がよく肌触りもなめらかなコットン混素材の薄手タイプなら、1年中活用できる。フィット感のあるタイプが服を着たとき外に響きにくく、着ぶくれもしないのでおすすめ。

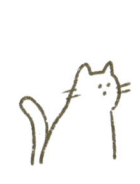

腹巻きでお腹を温めるだけで腎臓・肝臓も活性化する！

体の真ん中にあるお腹が冷えているのは、全身が冷えているということ。体の冷えはむくみ以外にも、肌荒れや便秘などさまざまなデメリットを引き起こします。そこで、お腹を温めるのに最強のアイテムともいえるのが腹巻きです。

寒い冬はもちろん、夏でも冷房などで冷えることが多いので、1年中つけることをおすすめします。薄手のタイプは洋服にも響かないので便利です。

お腹は腎臓や肝臓など、体内の余分な水分や老廃物を排出するために大切な臓器がある場所。温めることでこれらの働きもよくなるので、尿の量が増えたり排便がスムーズになるといった利点もあります。

MUKUMI TORI

To Do 42

手足の冷えには背中の2箇所に貼るカイロがおすすめ

冷え性予防　血流アップ　体を温める

point

- 手足の冷えは直接温めるより、使い捨てカイロを体に貼るのが効率的
- 肩甲骨の間と仙骨のあたりが温めポイント
- 冬場など強い冷えを感じる場合は、腹巻きの上からさらに、お腹や腰にカイロを貼ると、全身がじんわりと温まってくる

背中にカイロを貼ると全身がじんわり温まる

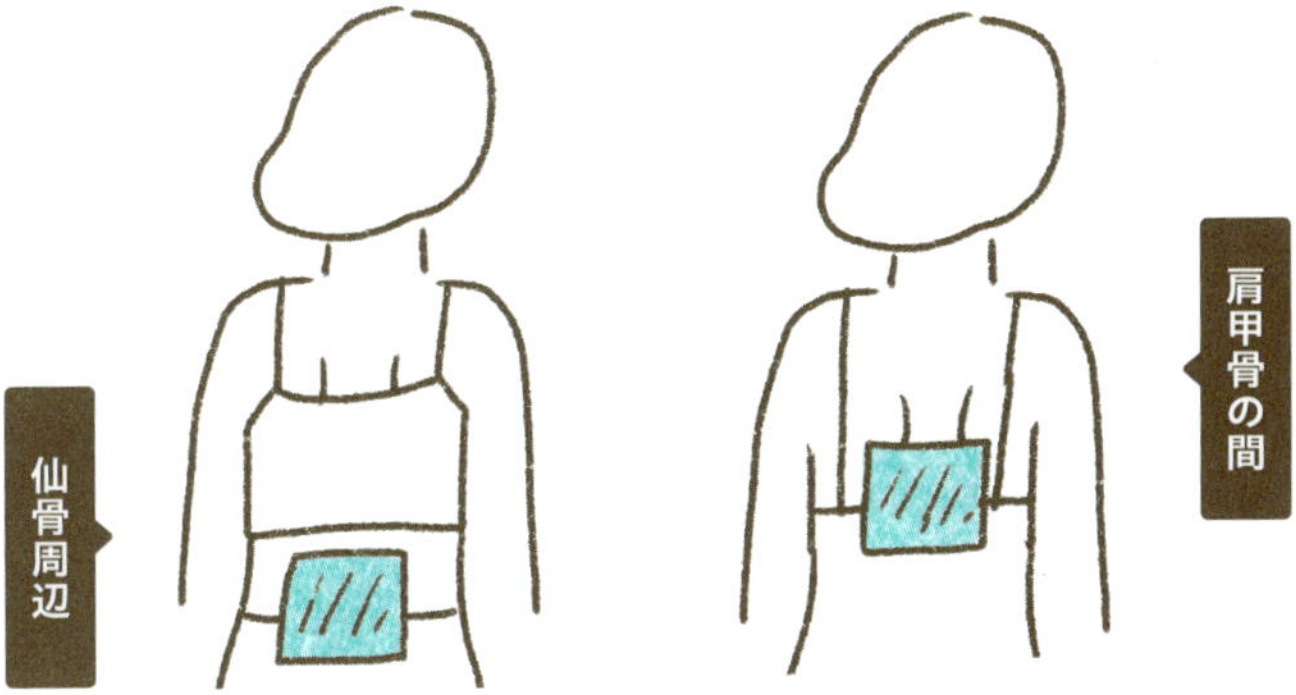

カイロを貼るポイントは2箇所

肩甲骨の間に貼ると、体が温まるのに加え、肩コリや風邪の予防にも効果が期待できる。お尻の割れ目の少し上あたり、仙骨周辺に貼るとリラックス効果も得られる。

背中の2箇所にカイロを貼ると全身ポカポカに

手足やひざが寒く感じるとき、その箇所を直接温めるより、肩甲骨の間と仙骨周辺に使い捨てカイロを貼ると、全身がポカポカと温まって効率的です。

肩甲骨の間には、心臓から出て全身に向かう大動脈が通っています。ここを温めれば、温まった血液が全身にめぐります。

また、骨盤の真ん中にある背骨の土台、仙骨のあたりは、自律神経が通っていて副交感神経の中枢があるところ。ここを温めると毛細血管も開いて全身の血行が促されるのです。

近年はカイロも種類豊富。40度ほどの低温タイプを選ぶと低温やけどの心配もなく、安心です。

MUKUMI TORI

To Do 43

足首を覆うアンクルウォーマーは冷え&むくみ解消の秘密兵器

冷え性予防　血流アップ　体を温める

point

▼血流の多い箇所、動脈を温めると効率よく体全体が温まる

▼「首」と名のつく箇所は、皮膚のすぐ下を動脈が通っている。衣服で覆って温める、こまめに動かして血流を促すなどの工夫が全身の温めに役立つ

▼足首には水分代謝のツボが集まっていて温めるとむくみ解消に

足首の温めは
冷え&むくみ解消に役立つ！

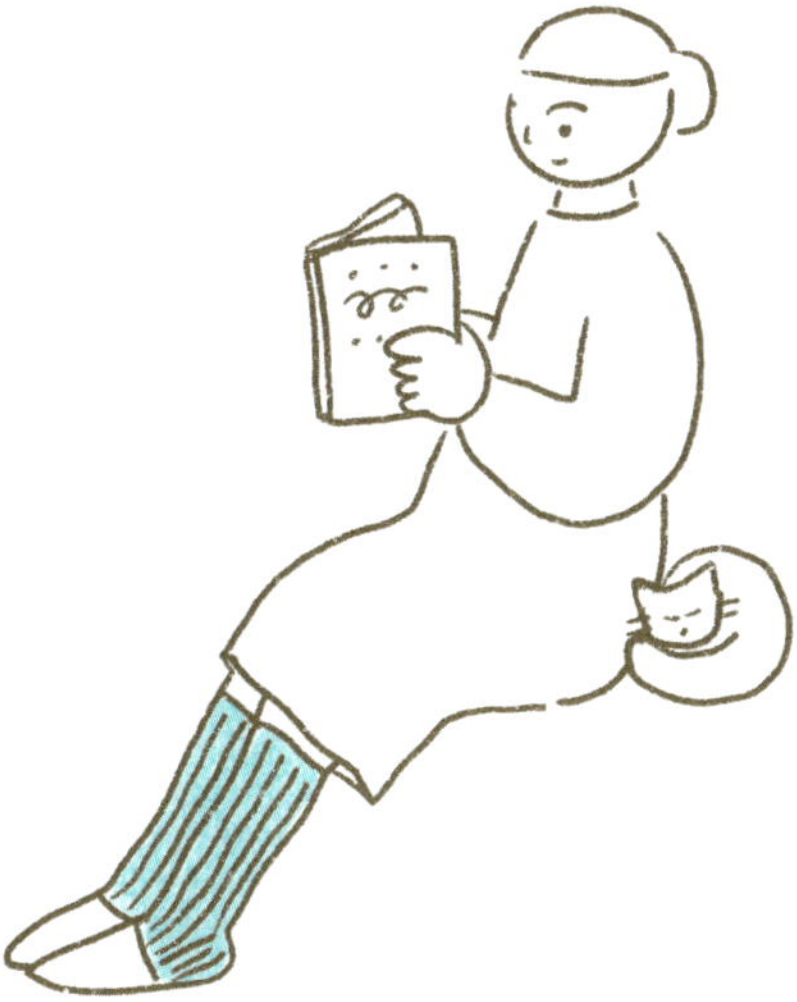

アンクルウォーマーの選び方

長時間着用しても邪魔にならないように、伸縮性が適度で締めつけ感がなく、肌触りがいいものを選びたい。コットンや麻素材なら蒸れにくく夏場にもおすすめ。

水分代謝のツボが集まる足首周りを温める

脚の筋肉には血液を心臓へと送る重要なポンプ機能があります。もともと筋肉量が男性に比べて少ない女性は血流が滞りがちで、下半身にむくみが生じやすいとされています。夕方になると脚がむくむという声も女性に多く聞かれます。

「首」と名のつく箇所を温めるのは全身の温めに役立ちます。特に足首には、水分代謝を促してむくみを改善するといわれるツボがいくつもあるので、アンクルウォーマーの着用は、冷え&むくみ解消の両方の効果が期待できます。

あまり着圧の強くないもののほうが、長時間使用しやすく、就寝時にも使えるのでおすすめです。

MUKUMI TORI

To Do 44

老廃物排出

体を温める

「食事の時間だから食べる」はNG。「お腹が空いたら食べる」を習慣に

point

▼「1日3食」が定着したのは江戸時代中期になってから

▼人類は本来、空腹に強い生き物。お腹が空くと、生き残ろうとする本能が働いてむしろパワーが高まるといわれている

▼アメ玉1個でも、糖分を摂取すると空腹は解消できる

お腹が空かなければ食べなくてもいいんです！

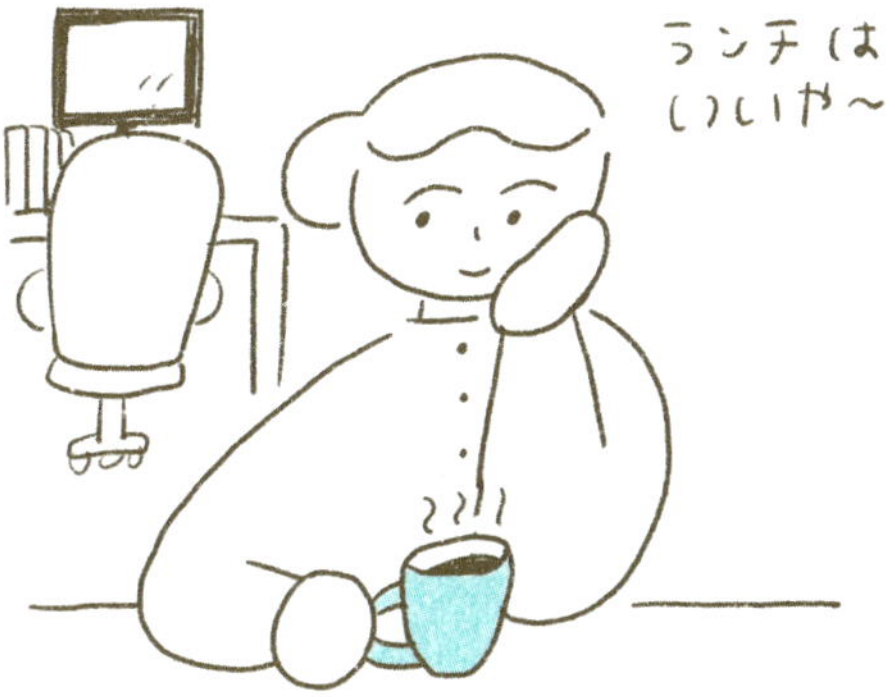

温かい飲み物に食事を置き換える

空腹を感じていないなら、食事の時間だからといって形式的に食べる必要はない。とりあえず温かいお茶などを飲んでお腹から体を温め、体がほっするときを待って。

現代人の食生活はむくみを招きやすい!?

簡単に食べ物や飲み物が手に入る現代人は、明らかに飲み過ぎ、食べ過ぎの状態です。「お腹が空いたから」ではなく、「12時だから」とランチをとっていませんか？　また、朝食は体内時計をリセットするために必要ですが、必ずしも1日3食食べなければならないわけではないのです。

しかも現代人は体を動かす機会も減っています。仕事はデスクワーク、移動は車、階段は使わずエスカレーターなど、筋肉を使っていないのに、「なんとなく」で飲んだり食べたりする生活では、体内に排出できない水分や老廃物が溜まっていくばかり。本当に体がほっしているのか、自分に問い正す習慣をつけましょう。

MUKUMI TORI

To Do 45

足の位置を高くして寝るとむくみ解消に役立つ

疲労回復
冷え性予防
血流アップ

point

▼立ち仕事やデスクワーク中心の仕事をしている人に、夕方になると脚のむくみが気になるという声が多い

▼重力によって、血液や老廃物は心臓から遠い脚に溜まりがち

▼寝るときに足の高さを心臓より上にすると、血流がスムーズになる

足の位置を高くするあれこれ

足タオル

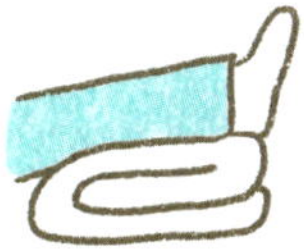

大判のタオルを
横半分・縦半分に折って
ぐるぐると巻いていく。

フットピロー

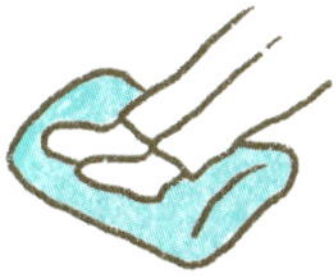

横になったとき
足をのせる専用枕。
形や大きさもさまざま。

美脚まくら

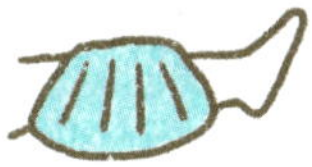

ふくらはぎを覆う形。寝返りを
うっても外れる心配がない。

マットレス

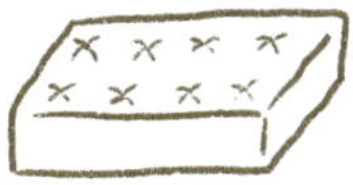

足元が少しだけ
高くなっているマットレス。
快眠効果も期待できる。

寝るときは足の高さを心臓よりも上の位置に

通常はふくらはぎの筋肉がポンプ役となって血液を心臓に戻しています。デスクワークなどによる運動不足や筋肉不足が原因でこのポンプ機能がうまく働かないと、重力の影響を受けて余分な水分が体の下のほうに溜まり、脚にむくみが現れます。

横になったときは、心臓と足の位置がほとんど同じ高さになるので、立っているときよりも水分や血液が心臓に戻りやすくなります。その際、少しだけ足の位置を心臓よりも高くすると、その流れがよりスムーズになるため、脚のむくみや疲労回復につながるのです。足の下にタオルを敷く方法や、足枕をはじめとした便利グッズを活用するのもいいでしょう。

MUKUMI TORI

To Do 46

呼吸に意識を向けるだけで心と体が整い、体が温まる

自律神経のバランス改善

精神安定

体を温める

point

- 呼吸は自律神経と深い関わりがある
- 「吸う」は交感神経、「吐く」は副交感神経が担当する
- 眠気を覚ますには小刻みに息を吐いて交感神経を優位に
- ゆっくり長く吐くと副交感神経が優位になりリラックスできて体も温まる

心と体を整える呼吸法＝腹式呼吸

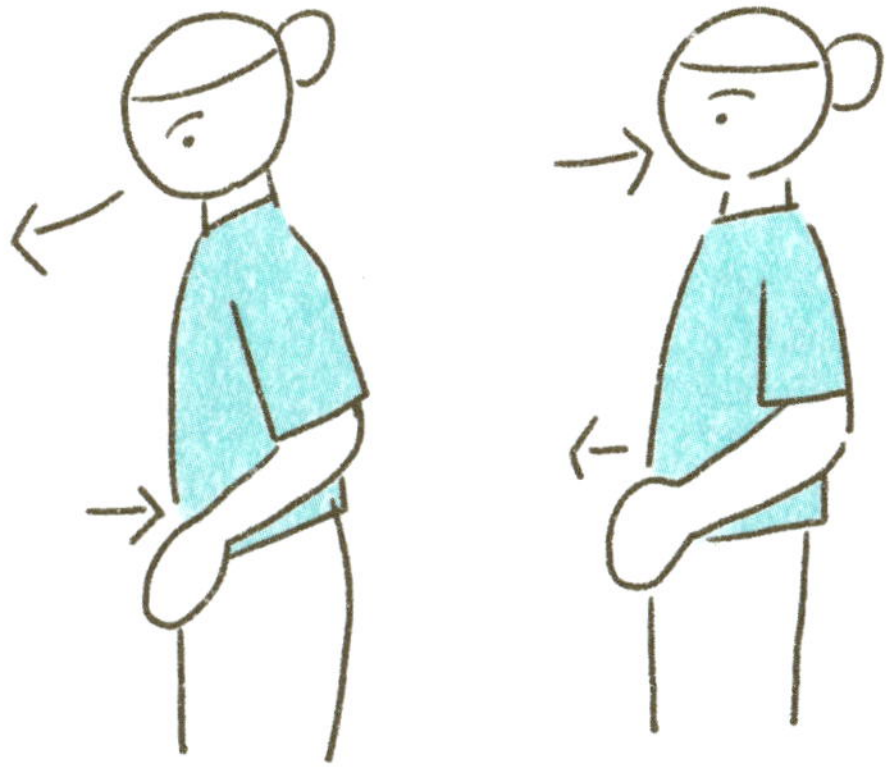

腹式呼吸のやり方

お腹に手を当てて、鼻から大きく息を吸い込む。吸ったときの２倍の時間をかけてゆっくりと息を吐き出す。どこでもできるので、毎日10回程度を習慣にしたいもの。

息をゆっくり吐くとリラックスできて体が温まる

体温のほかに呼吸の調節も自律神経が担っています。息を吸うのは交感神経に、吐くのは副交感神経に関連します。

体が冷えるのは、主に交感神経が優位になり過ぎているときです。それを改善するには、息を吐くほうをしっかり意識すること。大きく吸った息を、吸うときよりも時間をかけてゆっくりと吐き出すことで、副交感神経が優位になり、リラックスして体も温まります。

口で息を吸うと空気中のゴミなどが肺に入る恐れがあるので、吸うときは必ず鼻からにしましょう。吐くのは口でも鼻でもＯＫ。いつでもどこでもできるので習慣化して行いたいものです。

To Do 47

体を芯から温めるにはぬるめのお湯にゆっくりつかる

point

- シャワーだけでは、熱い湯でも体は温まらない
- 自律神経は40℃付近を境界線に交感神経と副交感神経のスイッチが切り替わる。お風呂の湯の温度が高過ぎるとかえって緊張・興奮状態に
- 40℃以下のぬるめのお湯につかると副交感神経が優位になる

体が芯から温まる入浴のポイント

温度は38～40度

副交感神経のスイッチを
入れるには、
ぬるめのお湯がマスト。

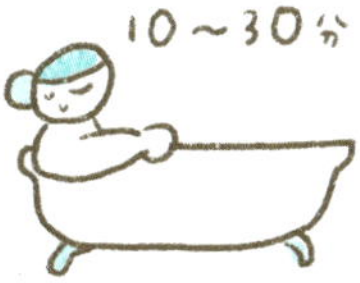

10～30分つかる

慣れないうちは無理せずに。
暑くなったら足先だけ
入れてもOK。

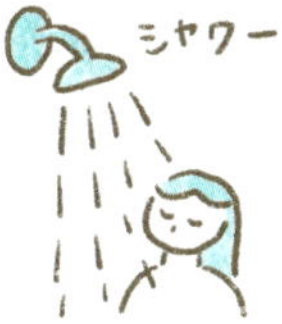

温冷浴もおすすめ

42℃以上の湯に1分つかり、
20℃のシャワー30秒を
数回繰り返す。

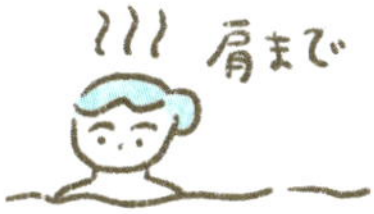

肩までつかる

半身浴をするなら、肩に
タオルをかけて
上半身が冷えないように。

入浴はぬるめのお湯にゆっくりつかるのがポイント

体を温めてむくみをとるいちばんの方法は、寝る前の入浴です。38～40℃のお湯に最低でも10分以上、できれば30分程度つかります。ぬるめのお湯は神経をゆるめ、長湯をしても負担にならないので体の芯までしっかり温まります。

お湯につかると下半身に水圧がかかるので、心臓へ血液が戻りやすくなります。全身の血流がアップして体のすみずみにまで酸素や栄養が運ばれ、代謝も上がります。さらに体温も上がって、体の中の余分な水分は汗となってどんどん排出される、といいことだらけ。冷房などで冷えがちな夏場こそ、しっかりと湯船につかる習慣をつけたいですね。

To Do 48

入浴剤にも使える食材やハーブ類がある

point

- 市販のものを買わなくても、身近にある素材が入浴剤に活用できる
- 天然素材を使うので、体にも環境にもやさしい入浴剤に
- 色移りなどを防ぐため、入浴後は早めにお湯を抜いて浴槽を洗おう

こんなものも体を温める入浴剤に

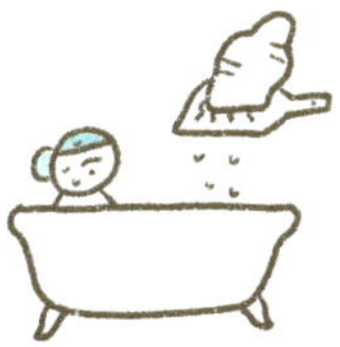

ショウガ湯

ショウガ1個を皮ごとすりおろし、
布袋に入れて口を縛る。

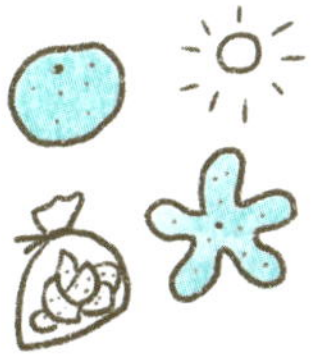

ちんぴ湯

みかんの皮をカラカラになるまで
天日干し。メッシュの袋に入れる。

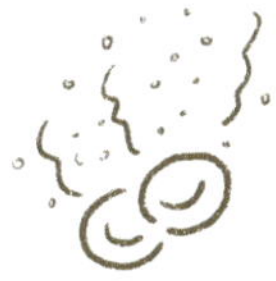

炭酸入浴剤

泡立ってお湯に溶けるタイプの
入浴剤は血管を広げる
効果がある。

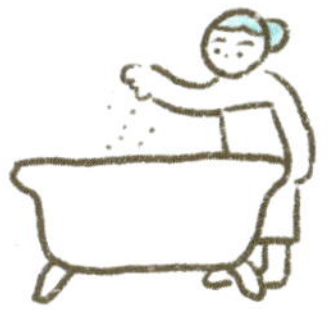

塩風呂

自然塩50gを浴槽に入れてつかり、
温まったら冷水シャワーをあびる。

体を温める食材は入浴剤として使っても温め効果◎

冬至の日に入るゆず湯はおなじみですが、実はキッチンにある身近なものが、入浴剤として活用できます。体を温める食材のショウガや塩は、入浴剤として使用しても体がポカポカ温まり、発汗作用を高めてくれます。

リラックス効果を高める入浴剤としておすすめなのがハーブ類。料理用にストックしている乾燥ハーブや、賞味期限が切れてしまったハーブティーも、湯船に浮かべればゆったりと香りを楽しむお風呂タイムに早変わり。

体にも環境にもやさしいナチュラルな入浴剤。いろいろ試して自分に合ったものを見つけてみてください。

To Do 49

サウナは長時間ガマンは避けて。10分程度がおすすめ

体を温める
利尿効果
血流アップ
デトックス

point

- サウナや岩盤浴も汗をたくさん出すのにいい
- 温熱効果で血管が広がり血流アップ。尿の量も増える
- 汗をたっぷりかくと、余分な水分が抜けて気持ちいい
- 水のがぶ飲みは避け、常温の水を少しずつ

これがおすすめ！　サウナの入り方

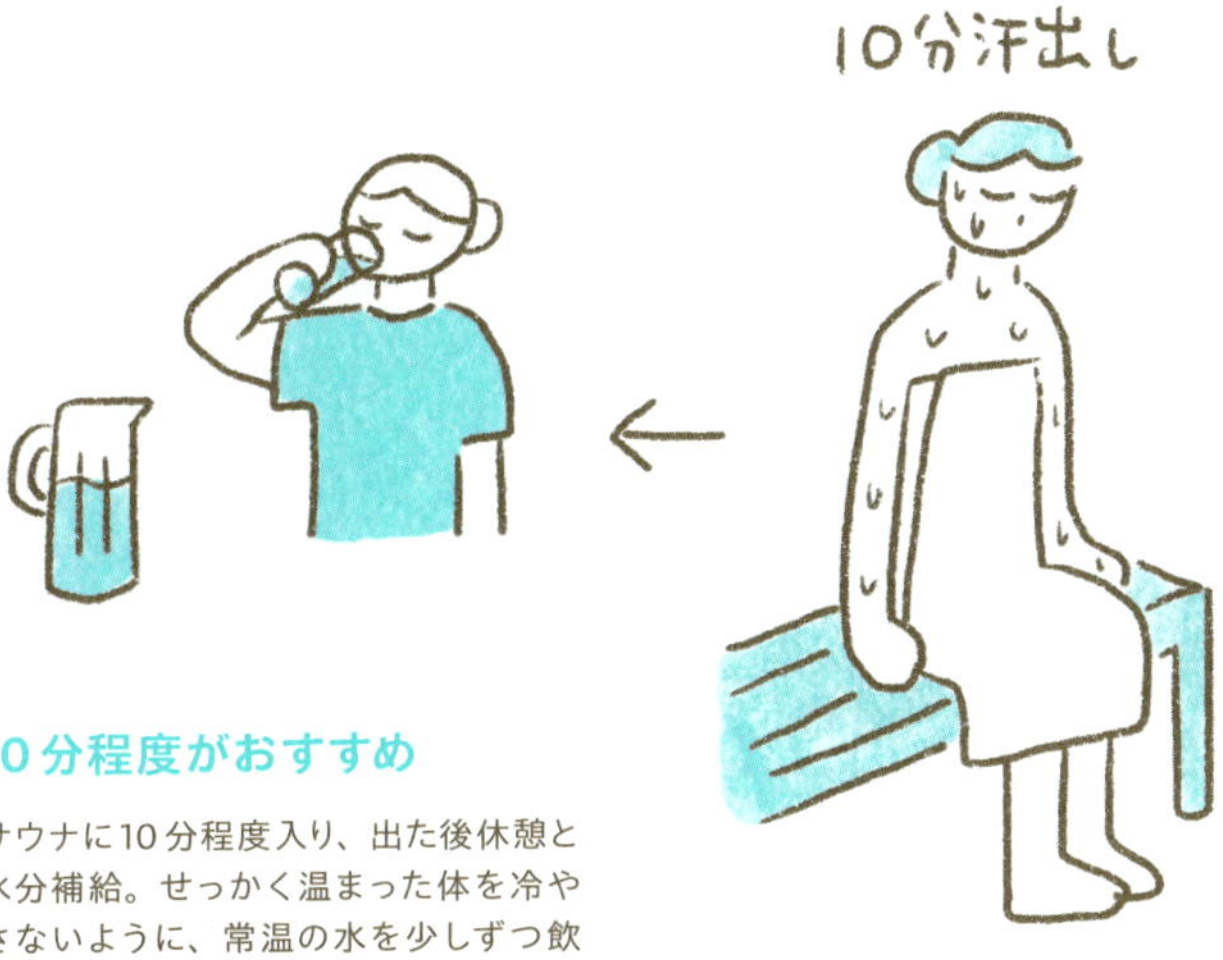

10分程度がおすすめ

サウナに10分程度入り、出た後休憩と水分補給。せっかく温まった体を冷やさないように、常温の水を少しずつ飲む。必要に応じてこれを繰り返す。

たくさん汗をかくと体も心もリフレッシュ

「体も心も整う」と最近ブームになっているサウナや岩盤浴は、短時間で汗がたくさん出るのが魅力です。血行がよくなって、汗と一緒に余分な水分が排出されるので、スッキリと気持ちのいい感覚が得られます。

長時間ガマンするよりは、1回につき10分程度を必要に応じて繰り返すほうがいいでしょう。出た後に水をがぶ飲みしては、せっかく出した水分がそれこそ水の泡になってしまうので、常温の水を少しずつ飲むようにしましょう。

ただし、高温サウナは体を冷やしてしまうので、冷え性の人は厳禁。ミストサウナのような低温サウナがおすすめです。

MUKUMI TORI

To Do 50

驚きの発汗作用！エプソムソルトを週1回の習慣に

発汗作用

血流アップ

体を温める

point

▼エプソムソルトとは、欧米で古くから親しまれてきた入浴剤

▼常備薬としても多くの家庭に普及している

▼温泉にも含まれる「硫酸マグネシウム」という天然のミネラルの結晶

▼優れた温熱効果や発汗作用が期待できる

リラックスしてデトックス、体も温まる極上のバスタイムに

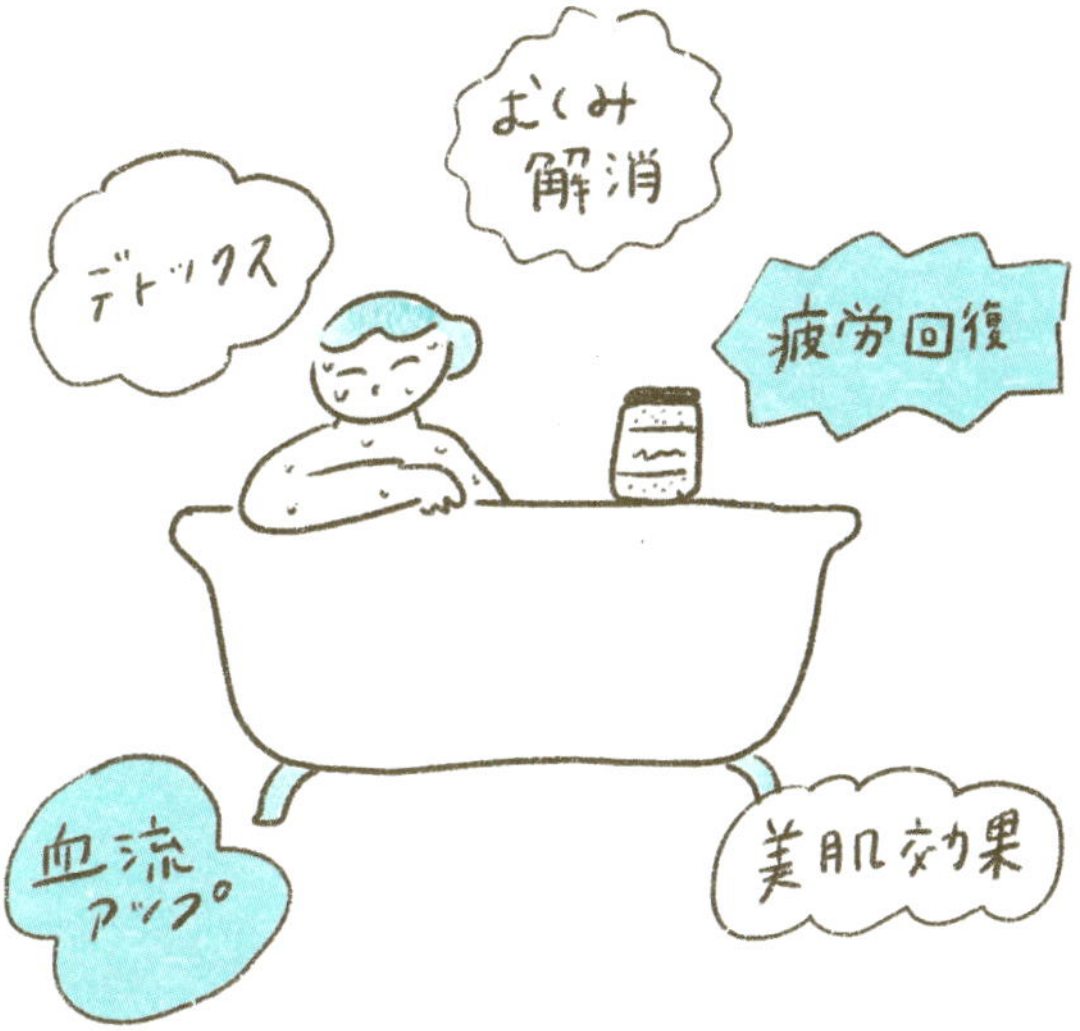

エプソムソルトって？

「硫酸マグネシウム」の別称。15～16世紀にイングランドのエプソムという町で発見されたためこの名がついた。デトックスと疲労回復効果に優れている。

発汗を促してくれる天然のミネラル

塩のような白い結晶であることから「ソルト」の名がついていますが、エプソムソルトは塩ではなく天然ミネラルの結晶。優れた温熱効果や発汗作用で知られており、欧米では入浴剤として使われてきました。お風呂に入ると、人の体とお湯との間で、浸透圧（濃度の低いほうから高いほうへ移動する働き）という現象が起きます。体液よりも濃度の高いミネラルを含んだお湯につかることで、浸透圧の作用が生じ、汗が出やすくなるのです。

エプソムソルトには塩素を中和する効果も期待できるため、お風呂に入れると肌当たりがまろやかになるのもポイント。敏感肌の人や赤ちゃんにも比較的安心です。

To Do 51

「ふくらはぎ伸ばし」でふくらはぎのポンプ機能を高める

point

- 冷えやむくみは血液やリンパの流れの滞りが原因
- ふくらはぎには、心臓から流れてきた血液を心臓に送り返すポンプ機能があり、これがしっかり働かないと血流が滞ってむくみの原因に
- ふくらはぎの筋肉の衰えはポンプ機能の劣化につながる

ふくらはぎのポンプ機能を高め、血流をアップ！

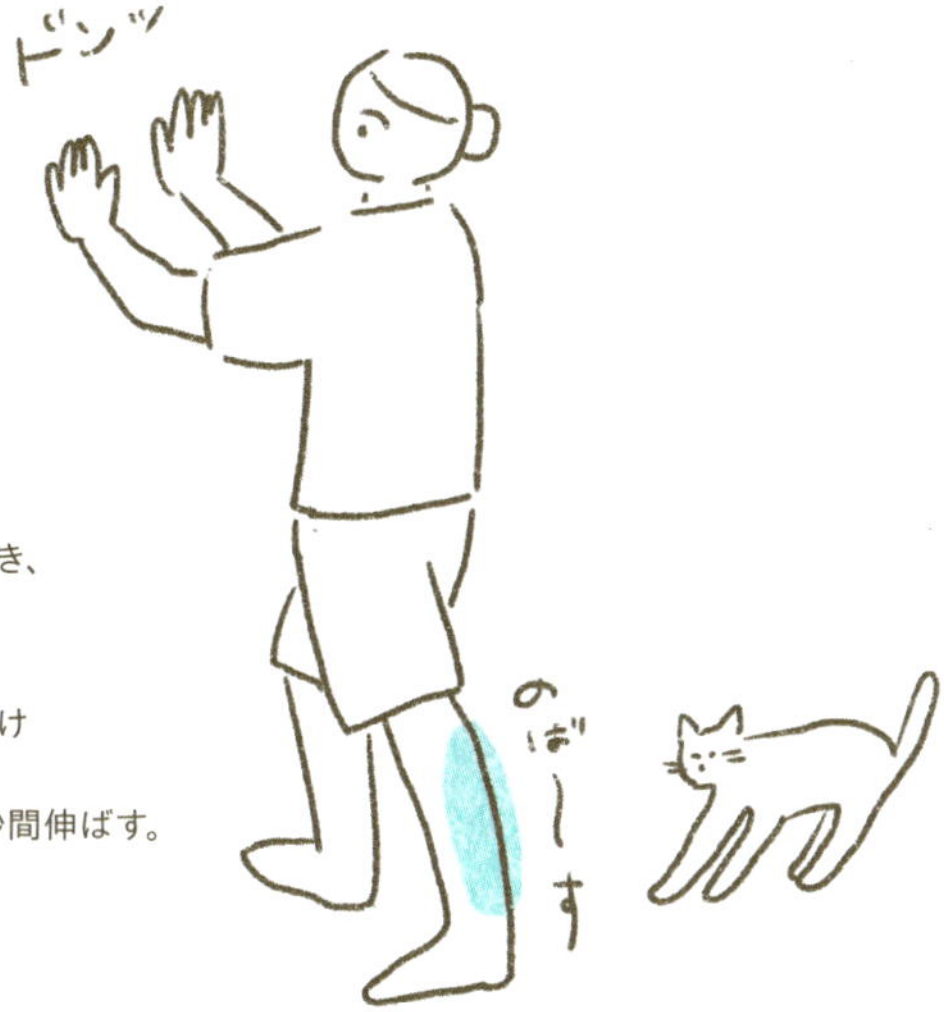

ふくらはぎ伸ばしのやり方

1. 壁に向かって両手をつき、左脚を1歩下げる。
2. 少しずつ壁に体重をかけ右脚のひざを曲げて、左のふくらはぎを20秒間伸ばす。反対側も同様に行う。

ふくらはぎを伸ばしてポンプ機能を活性化

ふくらはぎは「第二の心臓」とも呼ばれています。心臓から脚のほうへ下がった血液を、筋肉が収縮することで血管を圧迫し、流れをよくして心臓へ押し戻す働きがあるからです。

加齢によってふくらはぎの筋肉が衰えたり、運動不足によって柔軟性が失われると、その機能がうまく働きません。すると血液やリンパがスムーズに流れなくなってむくみにつながり、体の冷えを悪化させることにもなるのです。

筋肉の柔軟性は、意識して動かすことで改善できます。気づいたときに「ふくらはぎ伸ばし」を実践し、ふくらはぎのポンプ機能を高めましょう。

To Do 52

座り姿勢を正し、ゆがみを防止。三角タオルをデスクワークに

血流アップ
姿勢改善
冷え性予防

point

- 座りっぱなしの姿勢が続くと体はゆがんでしまう
- 体のゆがみは血流を滞らせ、冷えの原因になる
- 体が冷えるとコリやむくみ、疲れを生じさせる
- 脊柱を立てる座り方を意識してゆがみを防ぐ

タオル1枚で骨盤が起き上がり、座り姿勢を正す！

三角タオルの作り方

フェイスタオルを縦半分に折り、さらに半分に折る。次に横に折り重ね、対角線に沿って山形を作る。頂点を少しずらして重ならないようにしたものをお尻と背もたれの間に挟む。

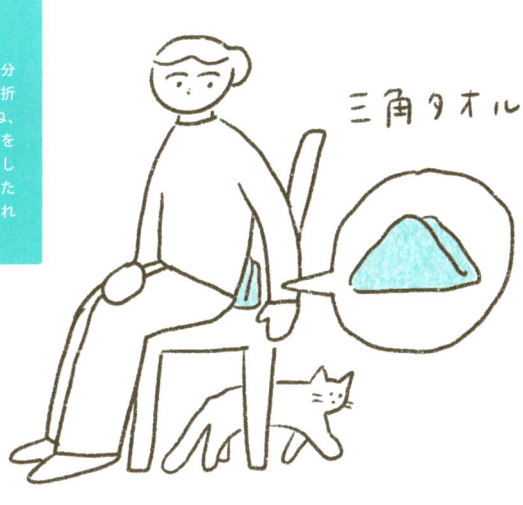

座り姿勢の悪さが体のゆがみを生じさせる

椅子に普通に座ると、よほど意識しない限り骨盤は寝てしまい、脊柱（背骨のつながった状態）はきちんと立ちません。このような姿勢が長時間続くと、筋肉がゆがんでしまい、全身の血流が悪くなります。すると体は冷え、冷えるとコリやむくみを生み、さらに冷えて体の疲れを招くという悪循環に陥ります。

体のゆがみを生じさせてしまう座り姿勢を正すのに役立つのが、三角タオルです。これをお尻と背もたれの間に挟むと骨盤が起こされ、脊柱が立つのをサポートします。ご家庭にあるタオル1枚で簡単にできるので、デスクワークの多い人などに、ぜひ実践してほしいアイデアです。

To Do 53

指を組むだけの簡単な動作で血流アップ&体ポカポカに!

point

- 指先は動脈と静脈が切り替わるポイント
- 体の末端にあるために、重要箇所でありながら血流が滞りやすい
- 指先を刺激すると全身の血流が促される
- 血流がアップすると、冷え・コリ・むくみ・疲れの緩和になる

どこでもできる指組みで全身ポカポカに！

指組みのやり方

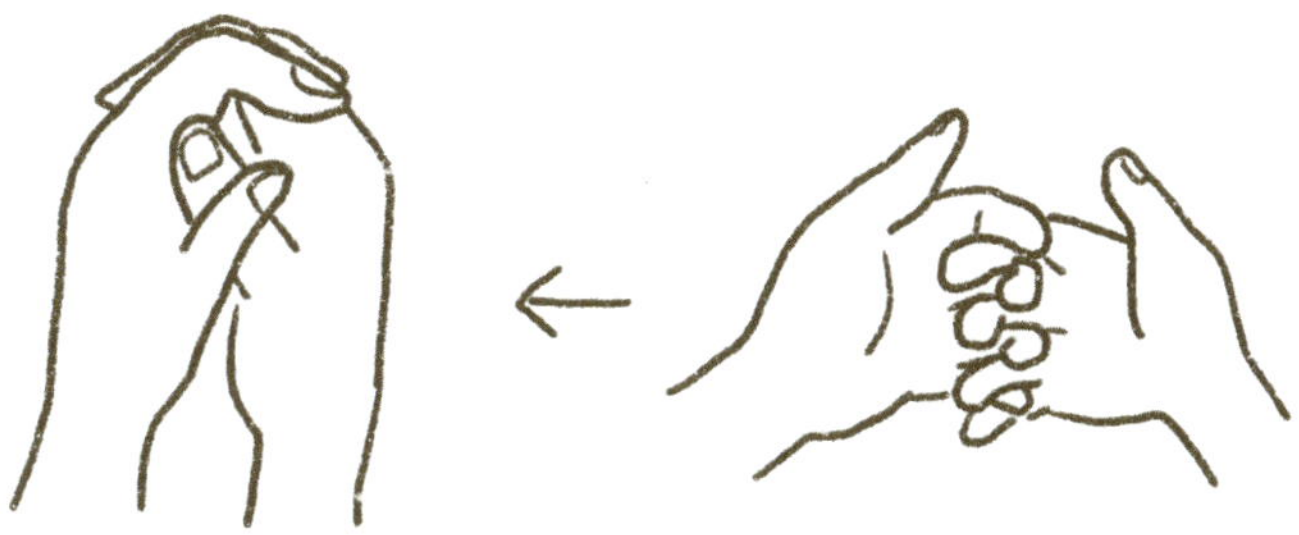

① 両手の第一関節が交互に重なるように指を組む。

② 力を抜いて、手のひらで卵を包むようなイメージでそっと手を閉じ、親指を重ねる。この状態で1分以上キープ。

血流アップのための重要ポイントを刺激しよう

私たちの体には、大きく分けて2種類の血管があります。心臓から体の末端に向かって流れる「動脈」と、もうひとつは体の末端から心臓へ向かって流れる「静脈」。そしてこのふたつが切り替わるポイントが指先なのです。

そんな重要箇所ながら、体の末端に位置しているために、どうしても血流が滞りやすいというのも事実です。

指先を刺激すると、動脈、静脈それぞれの流れがスムーズになって、全身の血行が改善されます。

電車に乗っているとき、テレビを見ながらなど、スキマ時間や「ながら」で血流改善していきましょう。

MUKUMI TORI

To Do 54

ストレートネックを改善すれば顔のむくみにもいい影響が

point

▼スマートフォンやパソコンの影響でスマホ首＝ストレートネックの人が増えている

▼ストレートネックは、首の前側、左右にある胸鎖乳突筋が前方に引っ張られ、本来は自然な湾曲を描いているはずの首の骨が真っ直ぐになった状態

肩コリ解消
首コリ解消
顔のむくみ改善

ストレートネック改善で顔のむくみにサヨナラ！

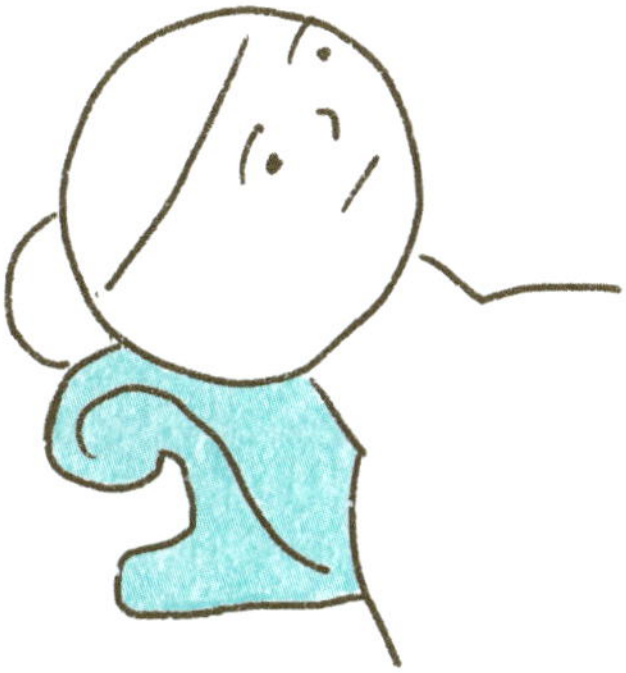

ストレートネック用枕

ストレートネック改善には、耳の後ろから鎖骨に向かって斜めに走る細長い筋肉、胸鎖乳突筋を伸ばすのがポイント。特殊な形状で無理なく伸ばせる専用枕もおすすめ。

顔のむくみはストレートネックが原因かも!?

スマホやパソコンと無縁ではいられない生活を送る私たち現代人。操作に集中してあごを前に突き出した姿勢で長時間過ごすことで、首がガチガチに固まったストレートネックの人が増え続けています。

ストレートネックになると姿勢が悪くなり、血流が滞って首や肩のコリがひどくなるだけでなく、顔のむくみやたるみの原因に。もちろん体の冷えにもつながるので、放置は禁物です。

ストレートネック解消のためには、首の前側の左右にある胸鎖乳突筋をマッサージやストレッチで刺激するのがいいでしょう。上のようなストレートネック改善用の枕を活用するのもアイデアです。

MUKUMI TORI

To Do 55

日常で上半身を動かす意識が代謝アップ、むくみ改善に貢献

代謝アップ
利尿作用
デトックス

point

- 下半身に比べて上半身は、日常生活の中であまり動かす機会がない
- 僧帽筋や広背筋など、背中には大きな筋肉がある。大きな筋肉を動かすと体温が上がって代謝も上がる
- 上半身を動かすと腎臓が刺激されて、尿が出やすくなる

上半身を大きく動かせる簡単ストレッチ

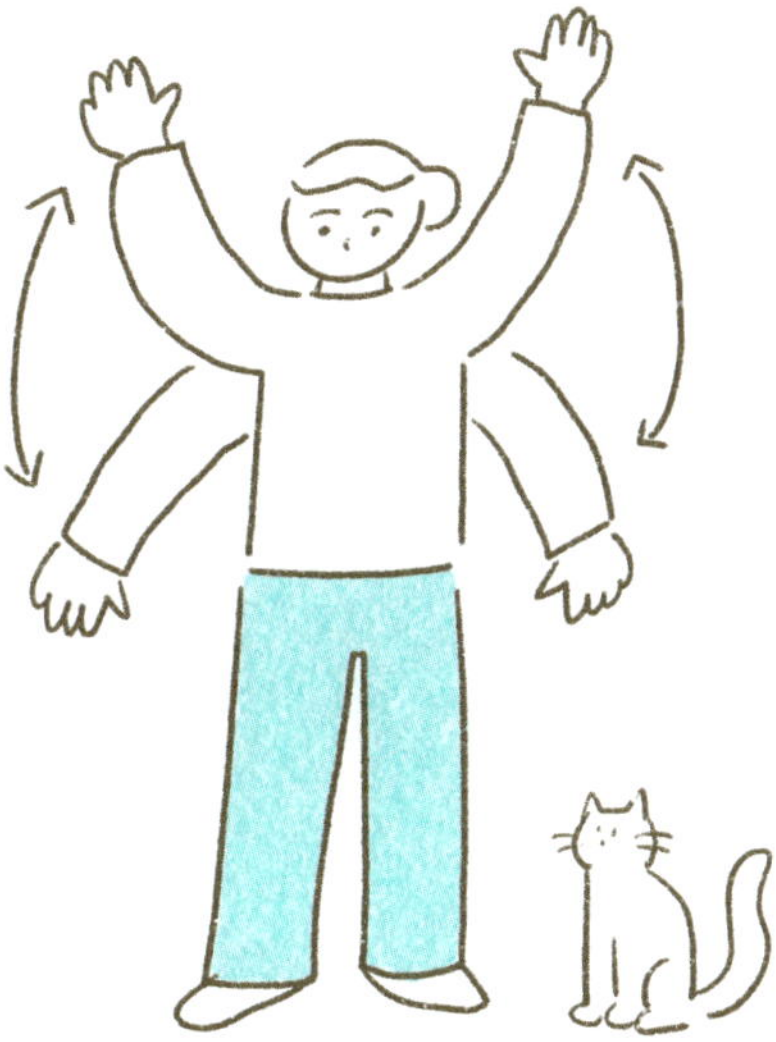

バンザイストレッチのやり方

1. 脚を腰幅くらいに開き、背筋を伸ばして立つ。

2. 両腕をバンザイするように上げた後、腕を伸ばしたまま下げる動きを繰り返す。ゆっくりでいいのでていねいに行うこと。

上半身のストレッチで背中の大きな筋肉を動かそう

歩くことで下半身の筋肉は鍛えられますが、上半身の筋肉は日常生活ではあまり動かさないものです。背中には大きな筋肉があり、大きな筋肉を動かすと血流が流れやすくなって代謝が上がります。すると老廃物や余分な水分も排出しやすくなるというわけです。

さらに上半身を動かすことで腎臓などの内臓も刺激され、尿が出やすくなります。大きく体を動かすと呼吸も大きくなって吐く息から出ていく水分量も増え、むくみ改善に役立ちます。

気持ちよく体を動かすストレッチは、運動が苦手な人でも簡単にできるので、ぜひ習慣づけたいものです。

MUKUMI TORI

To Do
56

顔のツボを刺激するマッサージで小顔に変身

point

▼むくんだ箇所を直接刺激すると、水分が排出されやすくなる

▼顔のマッサージは顔にあるツボも同時に刺激できる

▼特に顔のマッサージは、バージンオリーブオイルやマッサージクリームなどをつけて行うとすべりがよくなり、肌への負担が減る

ていねいな顔マッサージで
むくみスッキリ、小顔に！

顔のむくみとり
マッサージ

1. まずは手を温める。
2. バージンオリーブオイルやマッサージクリームを顔に塗り、矢印の方向に向かってマッサージ。
3. 最後は手首からワキの下に向かって腕をさすり上げる。

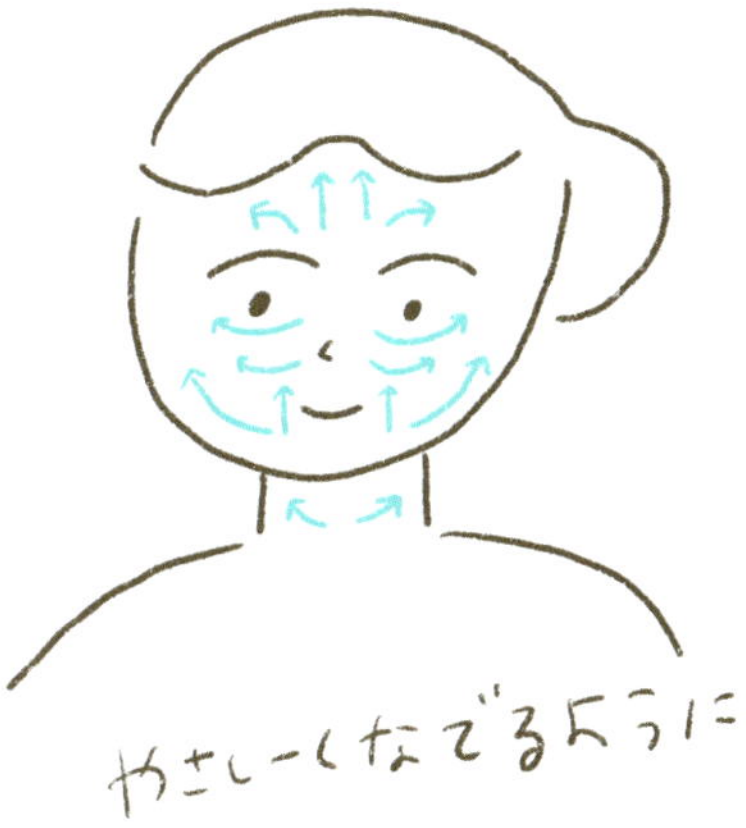

顔のむくみを解消して小顔になりたい！

むくんだ顔はなんとなく大きく見えてしまいます。女性は生理前など、どうしても顔がむくんでしまいがち。そこでおすすめなのが顔のマッサージです。

顔を全体的にマッサージすると、表情筋や顔につながる頭筋のコリが緩和され、血流やリンパの流れがよくなります。同時に顔にあるツボもやさしく刺激できるので、肌荒れや目元のクマ、くすみ解消などへの効果も期待できるという、うれしいおまけがついてきます。

ゴシゴシ擦るなど、強い摩擦は美肌の大敵です。オイルやクリームなどを使用して、さするようにやわらかくやさしくマッサージしましょう。

MUKUMI TORI

To Do 57

手や脚のこまめなマッサージがむくみや冷えを遠ざける

血流アップ
代謝アップ

point

- デスクワークなど、長時間同じ姿勢を続けていると、脚や手がむくんでしまいがち
- むくんでいると疲れを感じやすい
- むくみはそのまま放置しておくと常態化して太くなるので、こまめにマッサージやツボ押しをして解消することが大切

腕と脚のマッサージで体のめぐりをアップ！

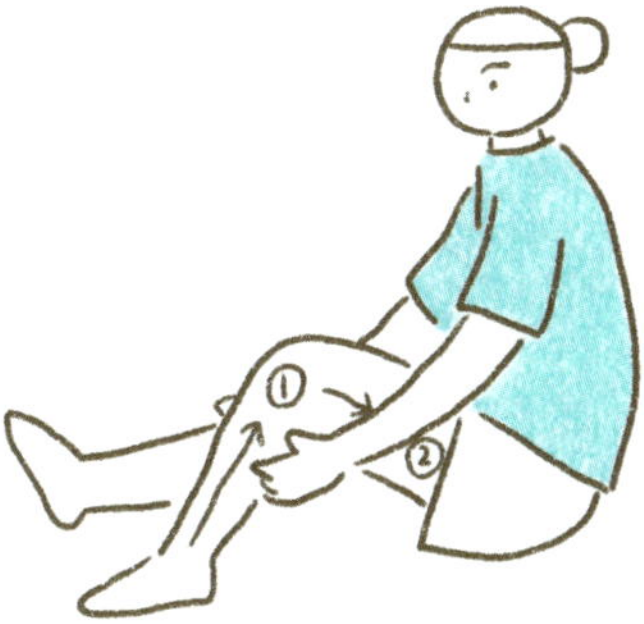

脚のマッサージ

両手で足首をつかみ、ひざの裏に向かってふくらはぎをゆっくりとさすり上げる。ひざの裏をもみほぐし、さらに太もものつけ根に向かってさすり上げる。両脚行う。

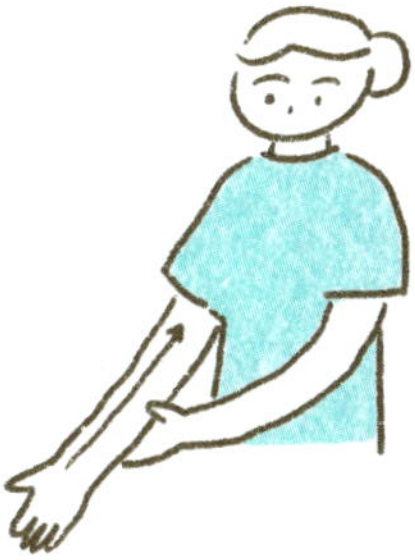

腕のマッサージ

左手で右の手首をつかみ、ワキの下に向かって手のひら全体を使って、ゆっくりとさすり上げていく。ワキの下に血液を流し込むイメージで。反対側も同様に。

脚のむくみは放っておくと手や腕、顔に広がる恐れが……

筋肉量が少なく体が冷えやすい女性は、特に脚のむくみで年中悩んでいる人も多いのではないでしょうか。運動不足や、デスクワークなどで長時間同じ姿勢を続けることも、むくみの原因になります。

むくみは重力の関係で下半身に多く出ますが、重症化すると手や腕、顔に広がる恐れが。しっかりマッサージして血流やリンパの流れを促し、むくみを改善する努力を心がけましょう。

むくみ防止のためには、適度に体を動かす意識を持つことも大切です。デスクワークの合間に脚を伸ばしたり、足首を動かしたりする簡単なストレッチを行うだけでも効果はあるものです。

MUKUMI TORI

To Do
58

放っておけない腸のむくみ！お腹のマッサージで便秘も軽減

便秘解消

デトックス

point

▼腸も、顔や脚と同様にむくむ。腸がむくむと便秘の原因に

▼腸にむくみがあると、便に水分が含まれず、固く出にくくなって便秘に通じる

▼お腹のマッサージは大腸を皮膚の上から直接刺激できるので、便秘の改善が期待できる

腸を刺激して
便秘もむくみも解消！

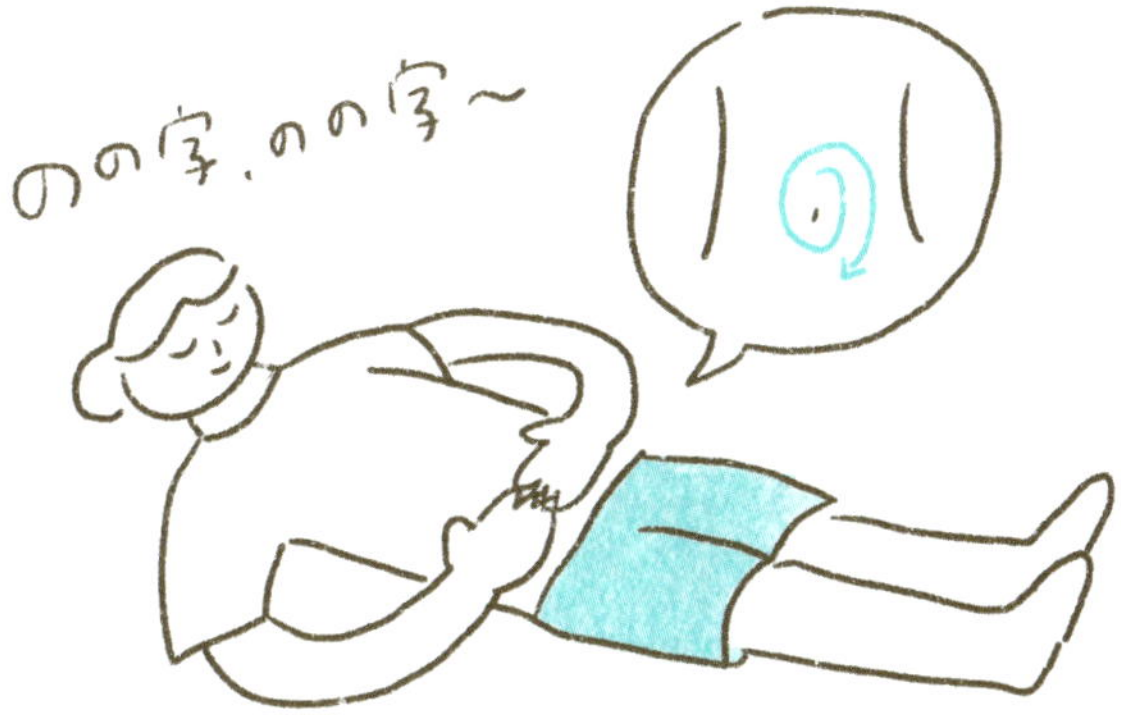

お腹のマッサージ

床やベッドに仰向けになる。腸の上を、「の」の字を書くようにやさしく押しながらもみほぐす。腸の形と流れに沿って、ゆっくりと手を動かしながら刺激するのがコツ。

腸もむくむ！腸がむくむと便秘につながる

実は腸も顔や手脚と同様にむくみます。長時間同じ姿勢を続ける、過度なストレスを抱える、塩分を摂り過ぎるなどが「むくみ腸」の原因となり、その結果として便秘を引き起こすことも。

ほかの臓器と違って骨に囲まれていないため、腸は皮膚の上から手で触れられる唯一の内臓です。お腹をマッサージすると直接大腸への刺激となり、ぜんどう運動が促されるため、便秘解消とともにむくみ腸の改善に役立ちます。とても簡単にできて効果が期待できる方法といえます。

このように便秘とむくみには深い関係があるため、便秘の改善はむくみの改善にも役立つことにつながります。

MUKUMI TORI

To Do 59

入浴前のスクワットで体の温め&筋肉強化

point

▼下半身の筋肉の衰えは、血行不良↓むくみの原因に

▼筋トレの王道・スクワットは、下半身の筋肉がくまなく鍛えられる

▼スクワットは入浴前のタイミングに行うのがベスト。筋肉が温まり、体温が上がったところで湯船につかろう

体を温める

筋肉強化

デトックス

入浴前に行えば、汗出し効果が倍増！

簡単スクワットのやり方

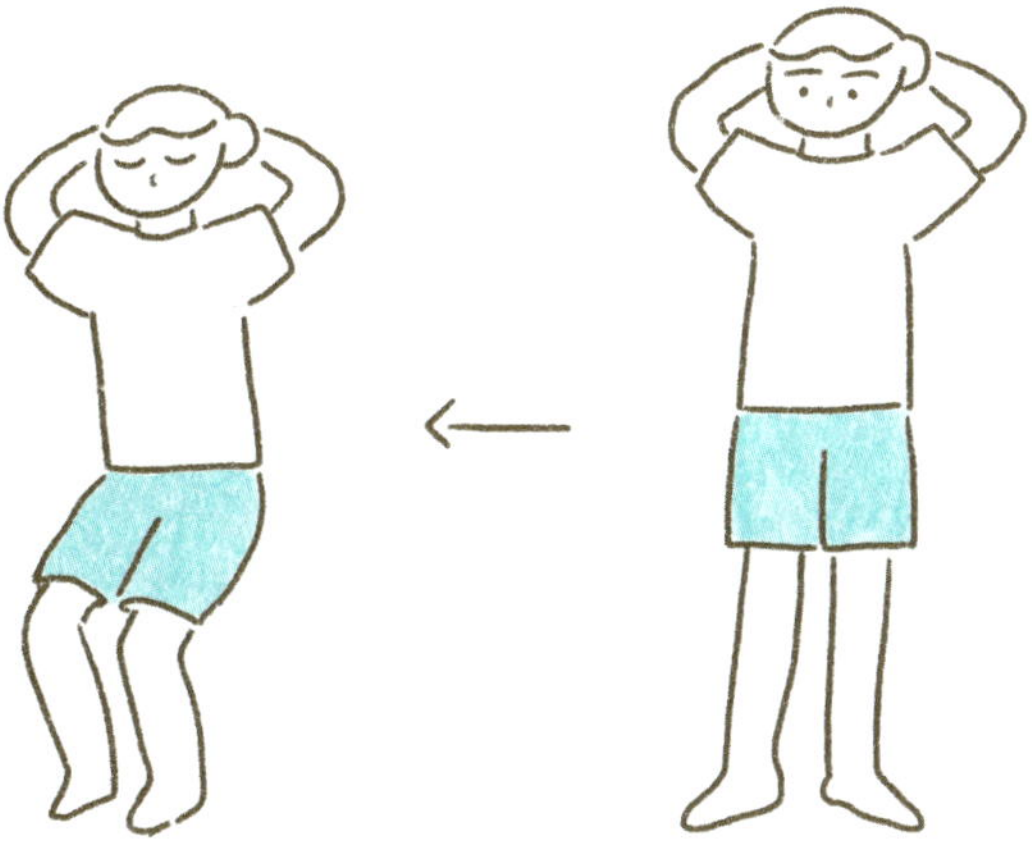

1 脚を肩幅より少し広く開き、両脚に7秒間力を入れる。

2 お尻を突き出し、ひざがつま先の前に出ないよう注意しながらしゃがみ、この体勢で7秒間キープする。

下半身筋トレの王道スクワットを入浴前に行おう

なるべく体を動かして筋肉量を減らさないよう意識することは、むくみ予防だけでなく健康で元気な体を維持するためにも重要です。

人間の筋肉の75％は下半身に集中しているといわれます。腰・お尻・太もも・ふくらはぎと下半身の筋肉を総動員して行うスクワットは、脚腰を鍛え、筋肉量を増やすのに役立つ筋トレです。

筋トレは日々継続することが大事なので、時間はいつ行ってもいいのですが、ベストなタイミングは汗出し効果のアップが期待できる入浴前。スクワット＆入浴をセットでルーティンにして、健康とむくみとりを同時にかなえましょう。

To Do 60

1日の終わりに「ふくらはぎ3点押し」でリセット

point

- 重力の影響や、日常の動作における個人の動き方のクセなどによって、どうしても「筋肉のねじれ」が生じてしまう
- 筋肉のねじれは、血流を悪くする原因になる
- 筋肉のねじれ解消には、ふくらはぎのマッサージが有効

冷えをとって疲れを溜めないためのルーティンに！

ふくらはぎ3点押しのやり方

1 ふくらはぎを両手で包み込むように持ち、最もふくらんでいるところに小指が当たるようにする。

2 小指・薬指・中指で押しながら3秒持ち上げ、元に戻す。左右の脚で行う。

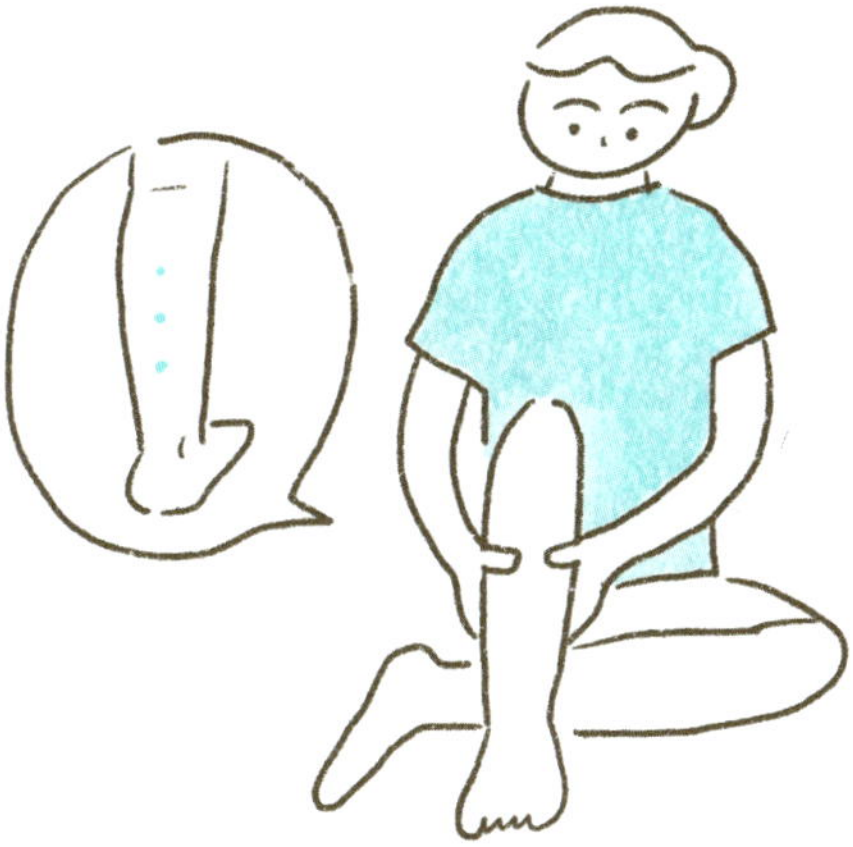

ふくらはぎマッサージで、ねじれ解消&血行アップ

地球で暮らす私たちの体は、重力の影響で常に下の方向へ引っ張られています。

また日常の動きにはそれぞれの人の持つクセがあり、それによっても筋肉は元の位置から少しずつ引っ張られています。こうした日々の積み重ねが筋肉のねじれを生み、血流を妨げてしまうのです。そのねじれを解消する方法が、ふくらはぎのマッサージです。

特にふくらはぎは、下半身に流れ込んできた血液を心臓に押し戻すポンプの役割をする重要な箇所でもあります。マッサージで筋肉の緊張をほぐすと、血液の流れがよくなり、全身のめぐりも整って、まさに一石二鳥というわけです。

MUKUMI TORI

To Do 61

運動のハードルを下げよう。工夫とアイデアで家事も筋トレに！

血流アップ
冷え性予防
筋肉強化

point

- トレーニングウェアに着替えて行うだけが運動ではない
- 体を動かすこと＝運動と捉えれば、ジムに行かなくても、時間をかけなくても、筋力をアップさせることはできる
- 日常的に行っている家事も、工夫次第で筋トレになる

家事と筋トレが同時にこなせるお得技！

洗濯干しスクワットのやり方

1. 洗濯物を入れたカゴを床に置く。
2. 1枚ずつ手にとって立ち上がり、干すという動作を繰り返す。脚全体の筋肉を刺激し、二の腕や背中にも負荷がかけられる。

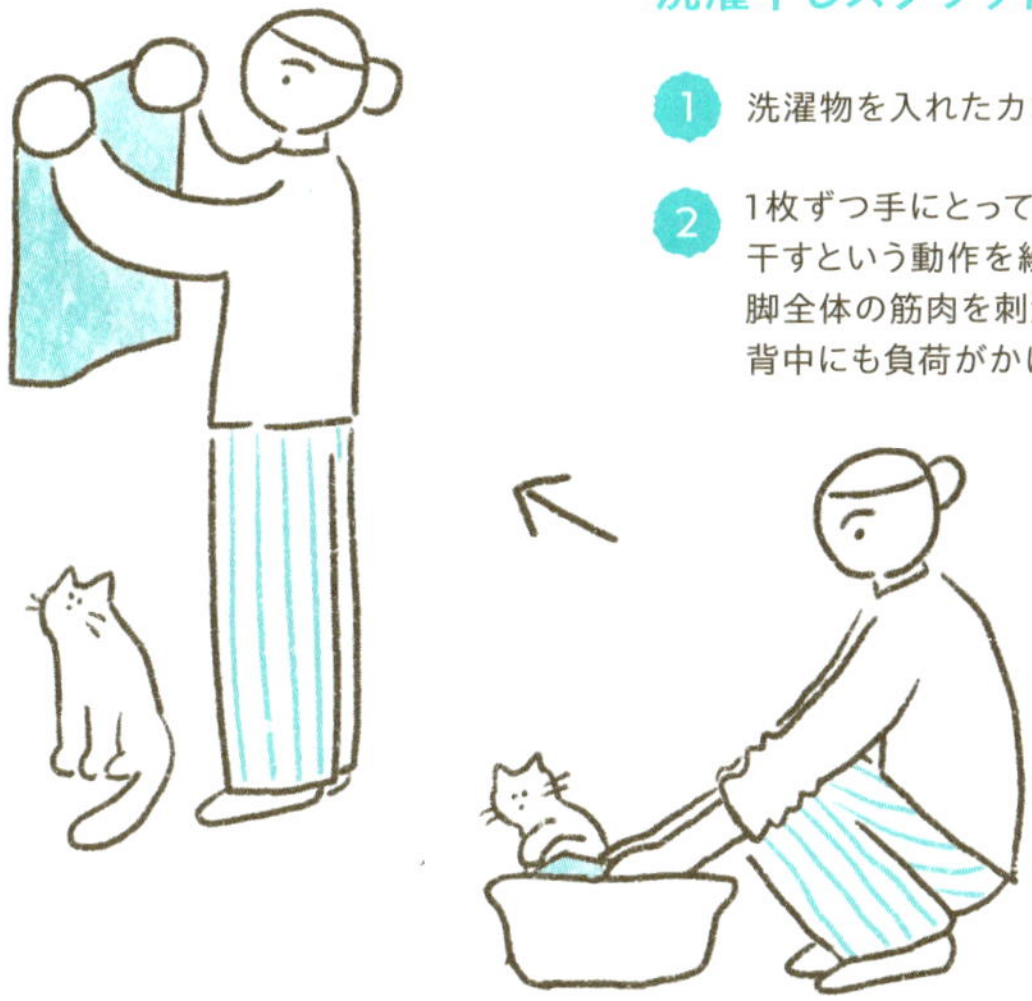

家事をしながらでも筋トレはできる！

運動したいという気持ちはあるものの、思うように時間がとれずなかなか実行できない……。そんなふうに思っている方も多いのではないでしょうか。でも、ジムに行ったりウェアに着替えて行うものだけが運動ではありません。例えば毎日行っている家事も、工夫次第で筋力アップに役立てることができます。

買い物は車を使わず徒歩でこまめに。モップに頼っていた床拭きを雑巾掛けに。調理中は背筋を伸ばし、かかとを上げ下げ。これらは冷え解消につながる下半身の筋力アップ＆血流の改善も期待できます。無理せず危険な動きは避けて、「ながら家事」でむくみとりを目指しましょう。

MUKUMI TORI

To Do 62

呼吸だけでもデトックス⁉ 笑う、歌うでさらに血流もアップ

体を温める
デトックス
血流アップ

point

- 無意識に行っている呼吸からも、水分や老廃物は排出されている
- 大声で笑ったり歌ったりすると、横隔膜が上下運動して内臓が刺激され、血流がアップして体温も上がる
- リラックスすると副交感神経が優位になり、血管が広がる

おしゃべりやカラオケで楽しくデトックスできる!?

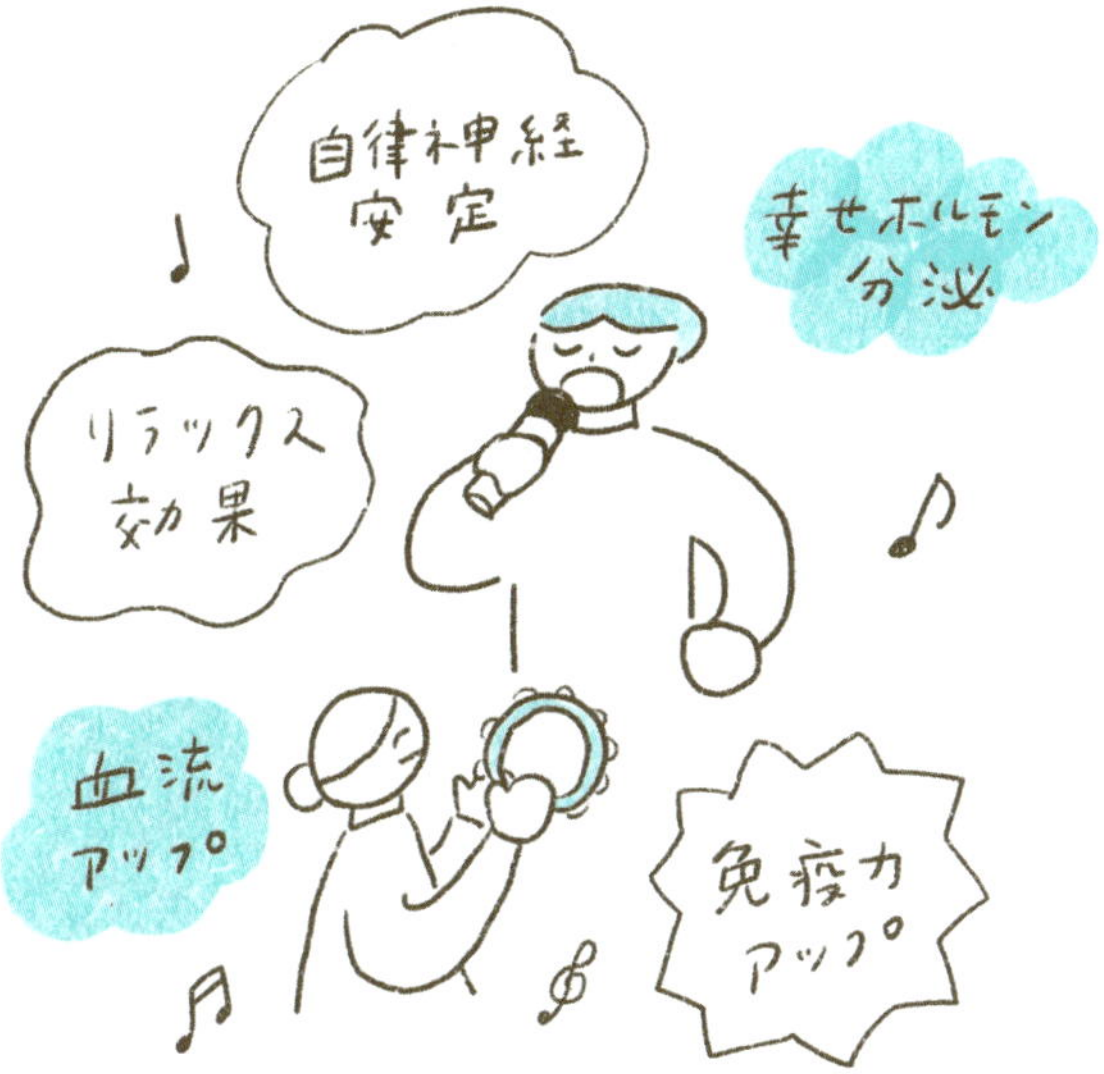

しゃべる、笑う、歌う。呼吸だけでもデトックスできる

ちょっと意外かもしれませんが、呼吸からも体内の水分や老廃物は排出されています。さらに深呼吸をしたり、しゃべったり笑ったりすると横隔膜や大胸筋、呼吸筋などが大きく動き、連動して内臓の働きも活発になるため、血流がよくなって体に熱が生み出されます。

入浴の効果は120ページで前述した通りですが、湯船につかりながら大声で歌うと、横隔膜や大胸筋がよく動いて、温め効果が倍増します。

気の合う友人と会話するのは、おしゃべりにリラックス効果がプラスされて血流がさらにアップ。幸せホルモンが分泌され、体も心も温まります。

第5章

困った「そのとき」
すぐレスキュー！

「シチュエーション別」ピンチのときのむくみとりワザ

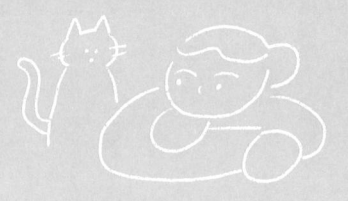

気をつけていたはずなのに、それでも
うっかりむくんじゃったら、どうする？
明日はデートなのに、写真撮影があるのに……。
そんな「困った！」に応える
レスキューアイデアを集めました。
すぐになんとかしたいとき、頼りになる
身近にあるものやお手頃アイテムも味方につけて、
ピンチを乗り切りましょう！

To Do 63

昨夜の泣き過ぎで目が腫れた！「温冷」タオル＆ツボ押しを

point

▼泣くと目元がむくむのは「涙」が血液やリンパ液に溜まっているケースが多い

▼まぶたの皮膚はとてもデリケート。強く触ったりこすったりするのはNG

▼「温」と「冷」を交互に。そしてツボ押しで締めて完了！

HOT&COOLなタオルと目のツボ「睛明《せいめい》」押しでスッキリと

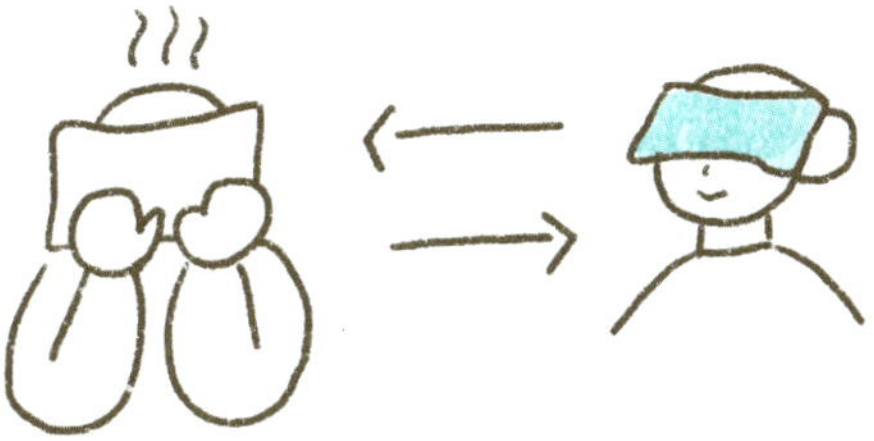

5分ずつ交互にじわっと湿布

タオル1枚は40℃前後、もう1枚はよく冷やした保冷剤をはさみ、目元に当て、各5分。これを交互に行う。

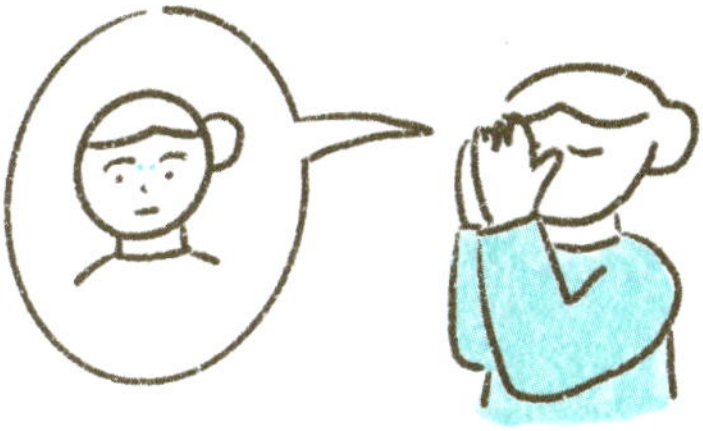

心地い〜いツボはここ！

目頭と鼻のつけ根の間のくぼみにあるツボ「睛明」を、やさしく指先でプッシュ。疲れ目もいたわって。

温め、冷やして、そっと押せば生き生きとした瞳に！

悲しい映画やドラマ、失恋で泣き明かした……。そんな日の翌朝にありがちなむくみ目は、このふたつの方法がおすすめ。

まずは、文字通り冷やしと温めを交互に行うタオル湿布「温冷法」です。まぶたの皮膚は平均0・6㎜と非常に繊細なため、涙に含まれる塩分で起こりやすい炎症を冷却で抑える必要が。そして泣いた後の目元は、リンパ液や老廃物が溜まりやすくむくみの呼び水になってしまいます。温めによる血流改善も欠かせません。

温冷湿布が終わったら、目のツボ「睛明」をやさしく押してケア完了。涙とむくみにサヨナラを告げ視界も良好、アイメイクが映えるごきげんな一日をリスタートして。

To Do 64

気合いを入れたいデートの日、目元むくみはメイクでカバー

point

- 寝不足や水分の摂り過ぎが、ぼってり腫れ目の原因
- マッサージや温めが効かないときはメイクで対抗！
- 引き締め色&キリッとラインで、目元美人に印象アップ

いかにも「隠してます」感を出さずにむくみ・腫れを目立たなくしよう

「影」と「線」で見違える目元に

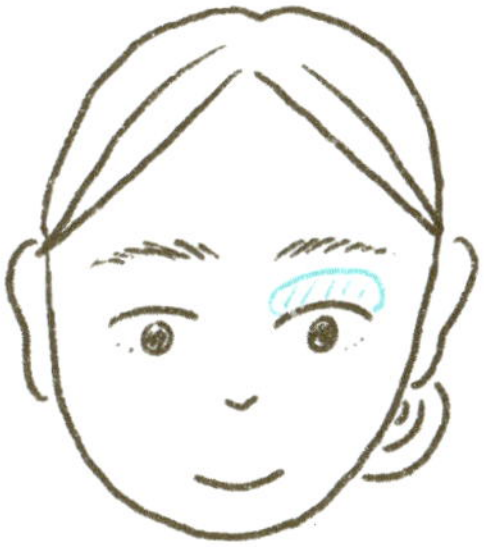

1 アイホール全体に、グレー系（寒色系）のシャドウをごく薄くグラデーション状にのせていく。

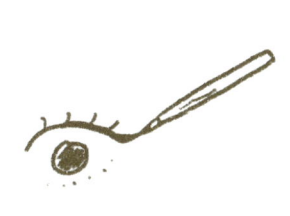

2 ペンシルでまつげの隙間を埋め、リキッドライナーで目尻からこめかみに向け、はね上げ気味にラインを描く。

「錯覚効果」で腫れをカバー、恋人に見せたい自分になれる！

気合いを入れて臨みたい本命デートなのに、前夜の緊張で寝不足だったり、水やジュースを飲み過ぎたせいなのか、目の周りが盛大にむくんでいる！　そのレスキュー対策として最も手っとり早く、しかも効果的なのが「アイメイク」です。

まずはシャドウ選び。メインには長らくトレンドとなっているピーチ系の反対色、グレー系がおすすめ。腫れで目立ちやすいまぶたの赤みを抑え、自然な影を作れます。アイラインはダークブラウンのペンシル&リキッドを使って、はね上げ気味に。

ぼってり感のない、デート仕様の少しクールでセクシーな目元。自分らしいアレンジも加えていつもより素敵になりましょう。

To Do
65

「推し」に絶対見られたくない顔のむくみはジェルパックで撃退

point

▼化粧水や美容液などのスキンケア用品は、冷やすことで肌の血流が滞り、バリア機能が低下することも

▼ジェルパックで肌を冷やすことで、むくみを抑え、スキンケアも浸透しやすくなる!

美容マニアもおすすめの「ジェルパック」

持続時間が長いので手軽で使いやすい！

長時間、冷却効果を保つので、毛穴もキュッと引き締められるジェルパック。冷やすだけでなく、温めても使える温冷両用のタイプもあるので、肌の状態によって使い分けたい。

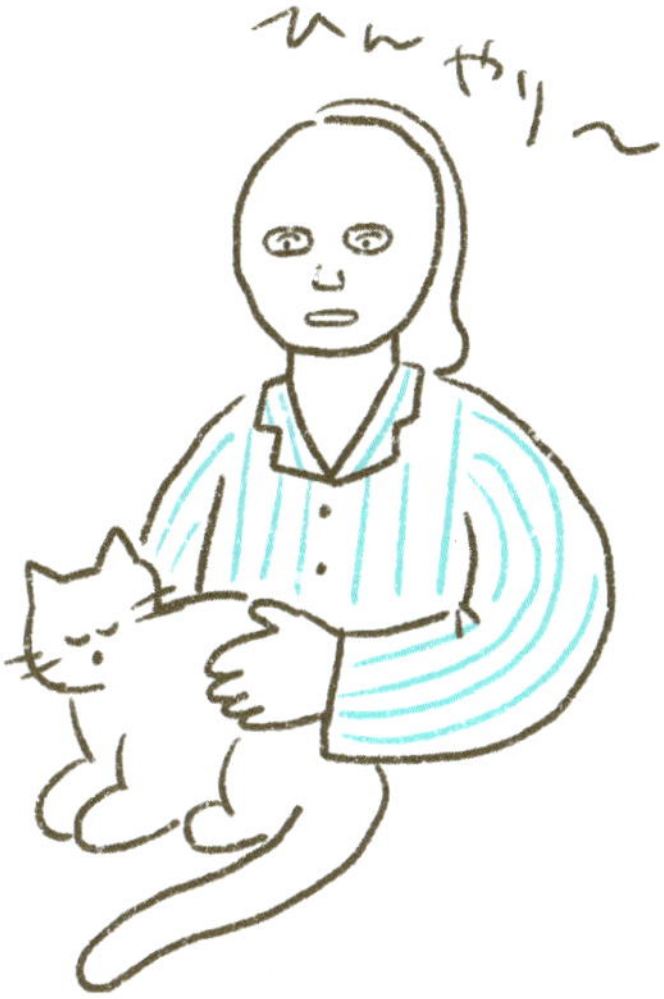

冷蔵庫にキープして何度でも使える「ジェル」パワーとは？

やっと推しに会える運命の日に限って、メイクも映えない超むくみ顔。そんなときは、ジェルを袋状の容器に閉じ込めた「温冷ジェルパック」の出番です。

なぜなら火照ったように赤く腫れた肌には、冷却が大事。しかしドラッグストアなどでよく見かける不織布パックは冷やすことで美容液などの効果が下がり、肌に浸透しづらくなることも。その点、通販などで購入できるジェルパックなら、冷却効果で肌も毛穴も引き締めつつ、温め用にも使えるから、効率よくむくみを解消。何度でも使えてお財布に優しいのも魅力！

自分史上最高のシュッとした顔で、推しと過ごす時間を堪能しましょう。

To Do 66

飲み過ぎた夜はツボ押しで、お酒によるむくみを軽減

point

- アルコール分を摂り過ぎると、静脈やリンパ管による水分の処理能力が低下！
- 酔ったまま眠ってしまうと、排出すべき老廃物や水分が溜まり、むくみが目立ちやすい
- しっかりツボ押しをして「水出し」を行えば、翌朝スッキリ

手のひら・足の裏のツボが、むくみや内臓負担にも効く！

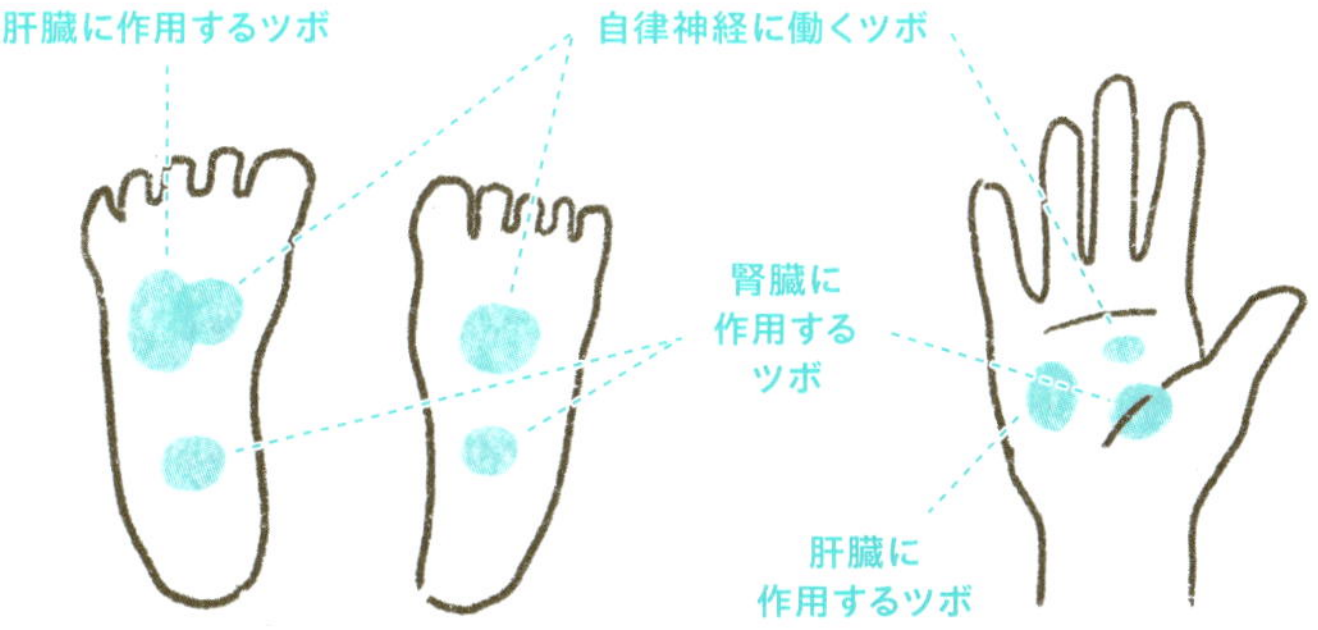

水出しによい足裏のツボ

飲酒により、体にとって不要な過剰塩分を排出する機能が弱まった腎臓、肝臓、自律神経にも働きかけ、むくみの解消をサポート。

水出しによい手のツボ

自律神経に働きかけ血管やリンパ管の流れを改善し、余計な水分を排出する働きが期待できる。腎臓、肝臓に作用するツボも水分排出を促す。

お酒は自分の体質・体調に合わせて適度にたしなむのも大切

友人や仕事仲間といただくお酒。楽しくても、飲み過ぎはアルコールも水分も摂取過多状態に。特に翌朝は顔がむくみやすく、鏡を見るたび二日酔いを実感するものです。ならば眠る前の「ツボ押し」で、一刻も早く腫れを予防！ 手のひらと足の裏には、アルコール摂取で乱れた自律神経を整え、血液に溜まった水分や老廃物の排出を促す「水出し」ツボが集中しています。

また、調子を崩した肝臓や腎臓機能に効くツボも。とはいえ、ツボ押しはあくまで緊急措置。お酒の適量は知っておきたいけれど、飲めないストレスもまた、冷えにつながります。たまには自分を甘やかし、気分のいい酔いを楽しんで。

To Do 67

明日のプールにこの姿じゃ……足湯＋炭酸でむくみとお別れ！

point

- 脚のむくみは、血液やリンパ液が重力に逆らえず下半身に溜まり、排出できないままでいるため起こる
- むくみ予防の定番・足湯に炭酸の「泡」を加えれば、血流もリラックス感もアップ

心地よい泡の刺激で
汗じわーっ、シュッと引き締め

脚だけじゃない、全身のむくみにも◎

洗面器やバケツに炭酸入り入浴剤と40℃前後のお湯を混ぜる。くるぶしの少し上までじっくりつかれば数分で全身から汗がじわじわ。食用の重曹で代用してもOK。

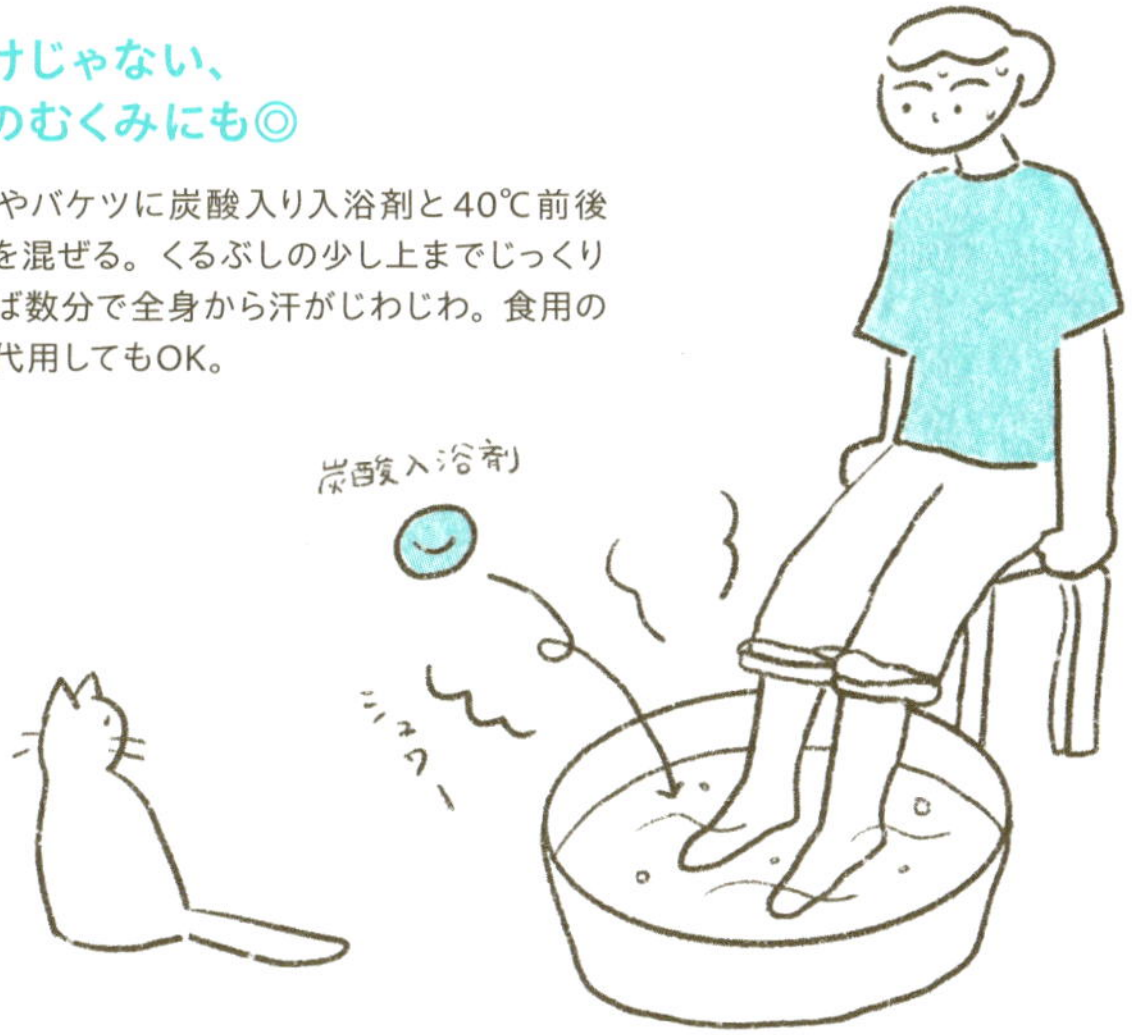

ポカポカとしゅわしゅわの相乗効果で水着姿に自信を

重力に負け、老廃物を含む水分が下半身に溜まってしまうことで起こる脚むくみ。明日は楽しみにしていたプール遊びなのに……とお悩みの夜は、血流改善で名高い「足湯」にもうひと工夫を。

やり方は、両足がつかるお湯に市販の「炭酸入り入浴剤」を投入するだけ。炭酸ガスには、あのしゅわしゅわした泡の刺激が血管を拡張する作用があり、温かいお湯との組み合わせはテッパン。血液やリンパのめぐりを素早く改善して心身をリラックスさせ、快眠へいざないます。

泡とお湯のW温浴効果で、プールサイドに映えるスッキリ脚が「整う」。そんな一日の始まりをぜひ実感してくださいね。

To Do 68

イベントやレジャーでの写真撮影前にはホットタオルを

point

- 「頸動脈」に近い首すじが冷えると、水分や老廃物が溜まりやすい
- 集中的なホットタオル温浴が、血流改善に働き、目元や顔全体の腫れ・むくみを軽減させる
- かすみ目や頭痛がやわらぎ、写真映えする明るい表情に

「ホットタオル」で水はけをよくし キメ顔を撮ってもらおう

濡れタオルをチン！
３ステップで簡単に

1. タオルを水で濡らしてラップで包み、電子レンジで約1分加熱。
2. とり出してラップをはずし、40～42℃程度になるまで冷ます。
3. 首の後ろ側に当て、じっくり温める。これを3回繰り返す。

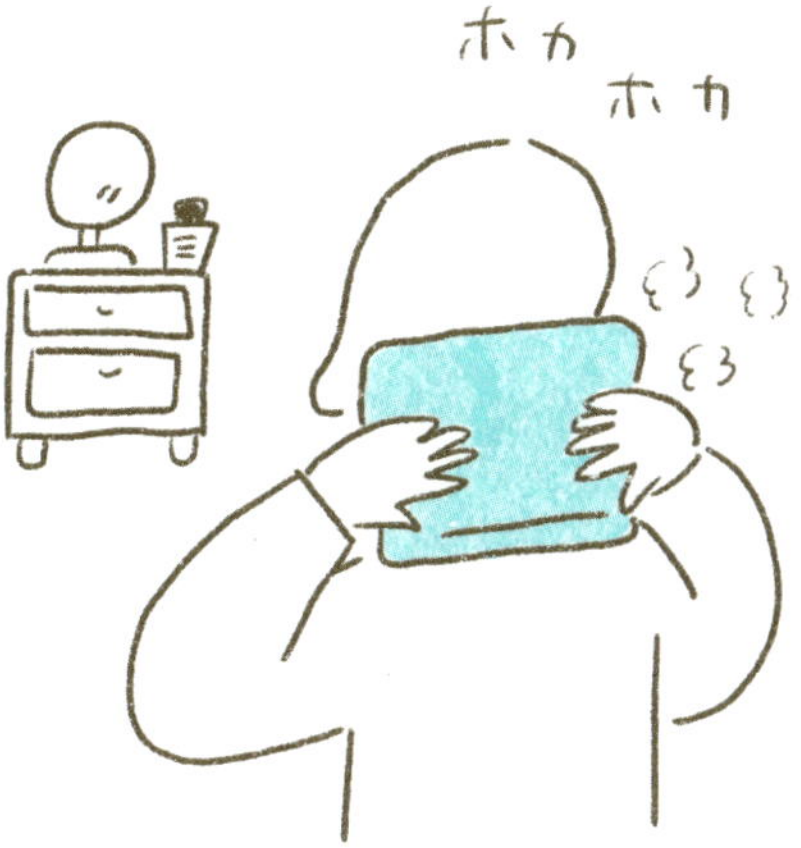

加工なしでもシュッとしたベストな顔に持っていこう

結婚式やパーティなど大勢がいる場で撮られる写真は、撮り直しや加工ができる自撮りとは全くの別物。「この顔を写真に残すなんて……」と悩む前に、ホットタオルで至急、むくみを一掃しましょう！

タオルを当てる場所は、脳に大量の血液を送る「頸動脈」に近い首すじ。この部分が冷えることで、顔もむくみやすくなります。ここを集中的に温めれば、頸動脈のみならず顔のすみずみを走る毛細血管の水毒詰まりも軽減できるのです。

むくみはもちろん頭痛や肩コリ、かすみ目にも効果が期待できるホットタオルを味方につければ、もう大丈夫。パッと明るいキメ顔の一枚を、とっておきの思い出に！

To Do 69

生理前から続くむくみや体調のつらさを和らげるには？

point

- ホルモンバランスの乱れで、生理前からむくみが生じやすくなる
- 生理の前後だけでなく、軽い運動や腹巻きなど、日頃から「冷え」を避ける工夫を
- 生理中は塩分量を控えるのも心身にとって大切！

ホルモンバランスの要、下半身を日頃から温めよう

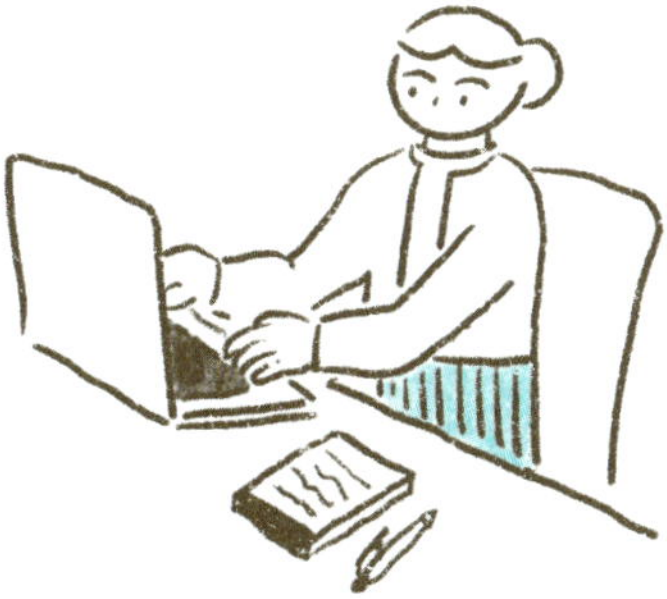

夏場でも腹巻きで温活！

薄手のシルク製など、季節を問わず着用できる腹巻きを愛用しよう。下腹部を温めると、生理痛が和らぐ。

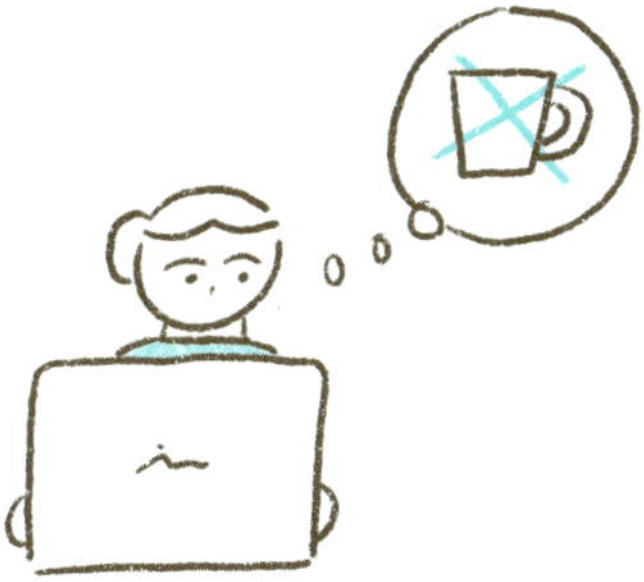

水分摂取を控えめに

生理時には水分を溜め込むホルモンが働くので、普段より少しだけ水分節制を。お茶1杯控えるだけで◎。

日々の暮らし方を見直し少しずつ悩みを改善していこう

個人差はあれど、主にホルモンバランスの乱れが原因とされる生理時の悩み。頭痛やめまい、そしてむくみもあらわれやすくメンタル面にも強いストレスを与えます。

つらさを少しでも和らげるには「冷え」を溜め込まないことが重要。生理の直前からではなく、日常的に体を温める工夫で、血流を改善していきましょう。冬場だけでなく、クーラーで冷え込む季節にも腹巻きをする、日常的に軽いストレッチとウォーキングで代謝を上げるなどもおすすめ。

食事面では塩分を控え、カリウムを多めに摂取するなどの心がけもお忘れなく。毎日の食生活をちょっと見直すだけで、むくみ知らずの体質が目指せます。

To Do 70

これって、もしや「冷房病」？夏の体調不良を回避するには

point

▼暑い屋外・涼しい室内を行ったり来たりの夏場は、自律神経が乱れやすい

▼冷えによる血行不良が全身のだるさや不眠、むくみなどの「夏バテ」を引き起こす

▼「ショウガ」を使えば四季を問わず内臓ポカポカに

自律神経のバランスが崩れる夏、救世主は「ショウガ」の湿布！

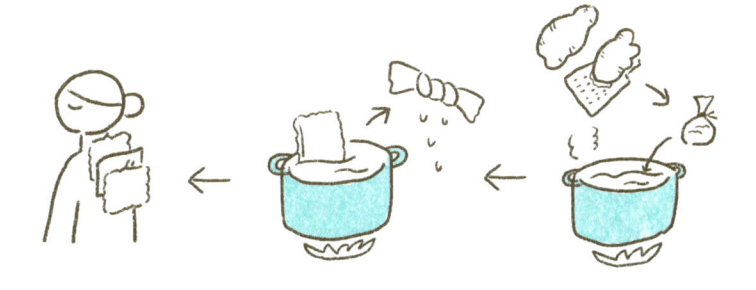

「ショウガ湿布」の作り方と使い方

作り方　①ショウガ2個をすりおろしてコットンの袋に詰め、口をしばる。
②鍋に水2ℓとともに入れて火にかける。
③沸騰寸前でとろ火にする。ショウガ湯の温度が70℃前後になったらタオルを浸して、軽くしぼる。

使い方　①「作り方③」のショウガ湿布を肩や腰など冷えを感じる箇所にのせ、温める。
②冷めたら「作り方③」から繰り返す。湿布の上にビニールをのせると冷めにくくなり、長く温めることができる。

※70℃くらいに冷ますのを怠るとやけどしやすくなるので、十分冷ましてから行おう。

クーラーが欠かせないからこそ体の内側から冷えを追い出そう

年々きびしさを増す夏の暑さに耐えるには、もはやクーラーが命綱。しかし室内外の気温差が激しいと、そのアンバランスさが心身の感覚を鈍らせ、内臓は常に冷えている状態に。放っておかず内側から温めて、夏バテを回避したいものですね。

そんなときの強い味方は、古来より温め食材で知られる「ショウガ」。その辛み成分「ジンゲロール」は食べるだけでなく、血行促進作用で湿布薬としても大活躍。毛細血管の血流をよくし、体内の冷えをとり除きます。手足の末端まで血流をめぐらせることで、溜まっていた水分や老廃物を排出し、むくみを撃退。ショウガパワーで、寒暖差に負けない夏を過ごしましょう。

To Do 71

座りっぱなしのデスクワークでむくんだ脚、これでラク〜に！

point

- 長時間座ったままだと、立ちっぱなし同様むくみやすく危険
- 血流を改善し、スッキリ脚をとり戻すには、まず椅子の高さをチェックして
- 座りながらでもできる体操やストレッチを実行！

足の筋肉を効果的に刺激してむくみ知らずに

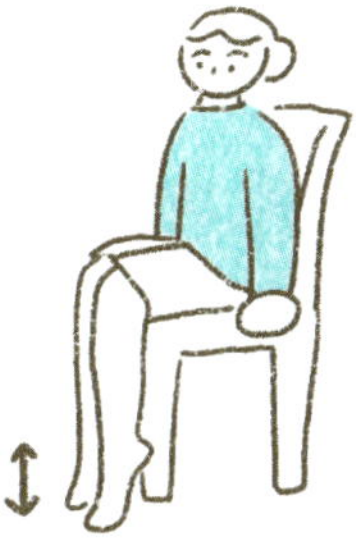

1 **かかと上げ下げ**

座ってつま先を床につけ、両足のかかとの上げ下げを10回。

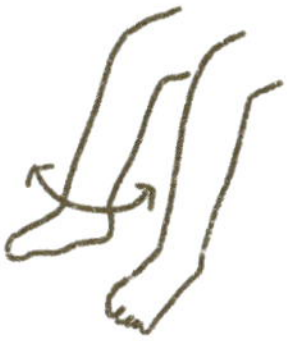

2 **足首を回す**

足を持ち上げ、くるくると回す。左右を各10回ずつ。

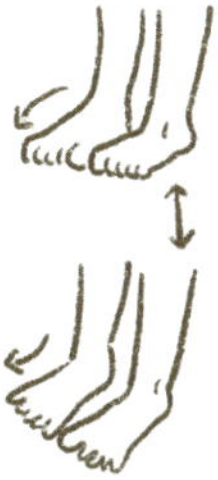

3 **足指を握って伸ばす**

足指をグーパーするように握って開いてを3～4回。

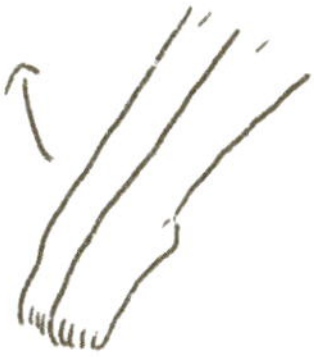

4 **ふくらはぎのストレッチ**

足指を反らしては曲げる両ふくらはぎのストレッチ×10回。

夕方以降、なおさらきつい パンパン脚をオフィスで撃退

デスクワークの宿命といえば「脚のむくみ」。夕方以降は靴もキツキツ、電車に立って乗るのがつらいほどむくむうえ、肩コリや頭痛の原因にもなりやっかいです。

そこで注目したいのが「椅子」。ずっと同じ姿勢を続けることで血管が圧迫され、不要な水分が溜まるなどのリスクを避けるには、まず自分の椅子に座ったとき、足の裏全体が床につくよう調整されているかチェックしてみて。それが体重を分散し、下半身への負担軽減に理想的な高さです。

座ったままできる簡単ストレッチも効果が期待でき、仕事しながら行う習慣づけも大切。帰社の時間はもちろん、勤務中もラクになる美脚術、ぜひ覚えましょう。

To Do 72

ダイエットむくみにはドライヤーで「お灸」をすえる！

point

- ダイエット中は栄養不足で血行不良を招きやすく、全身ぷよぷよの「水太り」にも注意が必要
- 「水分」のツボに刺激を与えるお灸は、ドライヤーを使えばセルフで簡単、いい気持ち

自分でもできる東洋医学発祥の「水分」追い出し療法！

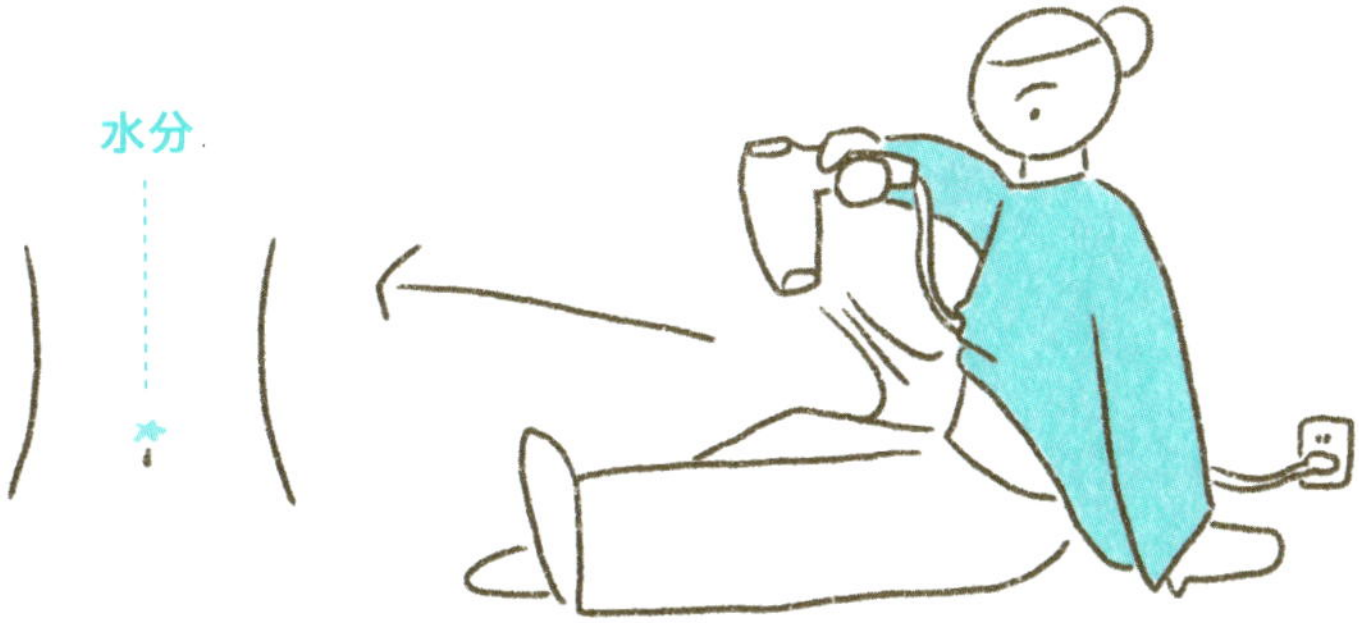

おへそ上のツボに温風を当てるだけ

おへそから人差し指1本分ほど上のツボ「水分」。ここに肌から10cmほど離してドライヤーの温風を当てる。熱く感じたら離す、冷めたら当てる、を3～5回繰り返す。

※当て過ぎるとやけどしやすくなる場合もあるので、気持ちよく感じる程度で行おう。

カロリー減でも増す一方の冷えと水分は、こうして退治！

ダイエット中の食事は、タンパク質や脂質、炭水化物などの「必須栄養素」が不足しがち。その結果、体に冷えが溜まって血行不良を起こし、水分が排出できずむくみにつながることも少なくないのです。

そんな「水太り」は、お灸をすえて追い出しましょう。もぐさ（植物の一種）に火をつける本来の方法ではなく、ドライヤーを使って簡単に、しかもきちんと効く。そんなセルフお灸が断然、おすすめです。

まずは水はけをよくするツボ、その名も「水分」を特定します。そこから10cmほど離れた距離からドライヤーの温風を当てるだけ。お風呂で全身を温めた後、髪を乾かすついでに行ってみましょう。

To Do 73

飛行機など長時間移動の脚のむくみには、弾性ソックス

point

- 長時間動かないと、血液やリンパ液の循環が悪くなる
- 弾性ソックスは、履くだけで脚の筋肉を刺激できる
- 筋肉は使わないと衰えるので普段から少しでも動かそう

履くだけで、脚のうっ血が改善され、脚が軽くなる！

弾性ソックスはお手軽に購入できます

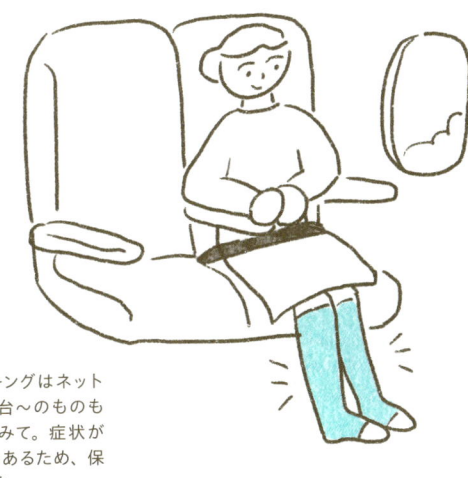

弾性ソックス・ストッキングはネット通販などでも1000円台～のものもあるのでチェックしてみて。症状がひどい場合は医療用もあるため、保険が適用できるケースも。

座りっぱなしだと脚はパンパンに！弾性ソックスで脚をレスキュー

飛行機のフライトや深夜バス移動など、長時間の移動時は、脚がパンパンにむくんでしまう、というお悩みは多いもの。この原因は、足先まで送られた血液が心臓へうまく戻れなくなるため。脚の血液はふくらはぎの筋肉を使って押し上げるわけですが、飛行機などで長時間脚の筋肉を動かさないと、このポンプ機能が衰えてしまうのです。血液やリンパ液の循環ができなくなり、エコノミークラス症候群など症状が悪化することも。この予防には、「弾性ソックス」がおすすめ。ソックスの圧力が筋肉を圧迫し、血液のめぐりを正常に導いてくれます。ネット通販などでも気軽に購入できるので、旅の心強い味方になってくれそう。

To Do 74

残業続きでつらい……疲れのむくみには「耳ほぐし」！

point

- 耳には全身の臓器に関係するツボが多数集まっている
- 耳をほぐして、リラックス＆体温アップ
- 耳のリンパ節を刺激して、顔周りの老廃物を排出

オフィスでもトイレの中でも どこでもできる耳マッサージ

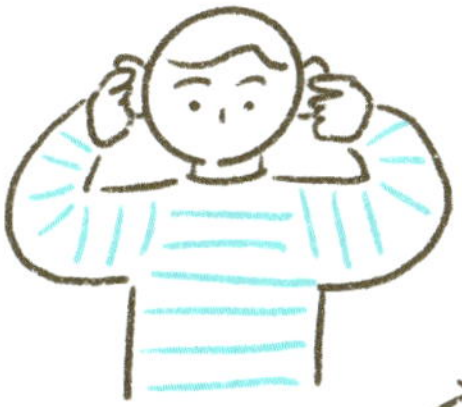

① 耳をつまむ
親指と人差し指で
耳をつまんで引っ張り、
数秒キープして離す。

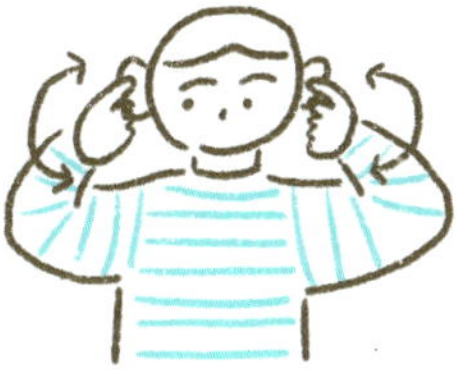

② 前後に回す
人差し指と親指で
耳を挟み、
グルグルと回す。

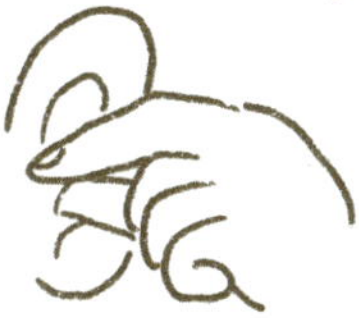

③ 耳珠《じじゅ》をもむ
耳の穴前の小さな
出っ張り(耳珠)を
つかんでもみほぐす。

疲労度MAX時のむくみには「耳ほぐし」でスッキリ!

疲れやストレスで体が冷えると、血流や新陳代謝も衰え、全身にむくみが出やすくなります。特に毎日とれない顔のむくみ、気になりますよね。そこで、触れてみてほしいのが「耳」。耳には全身のツボや迷走神経が集中しているので、触ったりもんだりするだけでもリラックス効果や臓器の活性化が期待できます。耳下腺リンパ節も刺激され、顔周りの老廃物が流れやすくなるのもうれしいところ。指でもむだけで耳がじんわり温かくなるのを感じられると思いますが、その気力もないときには、ヘアゴムを耳に引っかけ、10分置くだけでも耳を刺激できます。無理せず手軽にでき、効果を感じやすい「耳ほぐし」、ぜひトライして。

MUKUMI TORI

To Do 75

疲労回復
血流アップ
肩コリ改善
全身の活性化

終業後デートがある日は「秘密のゴルフボール」でスッキリ

point

- 足裏には臓器につながる反射区が多数ある
- ゴルフボールの凹凸が反射区にいい刺激を与える
- 足裏が刺激されると末端の血流が促され、心臓へ戻る血のめぐりが回復する

ゴルフボールで足裏をゴロゴロ！

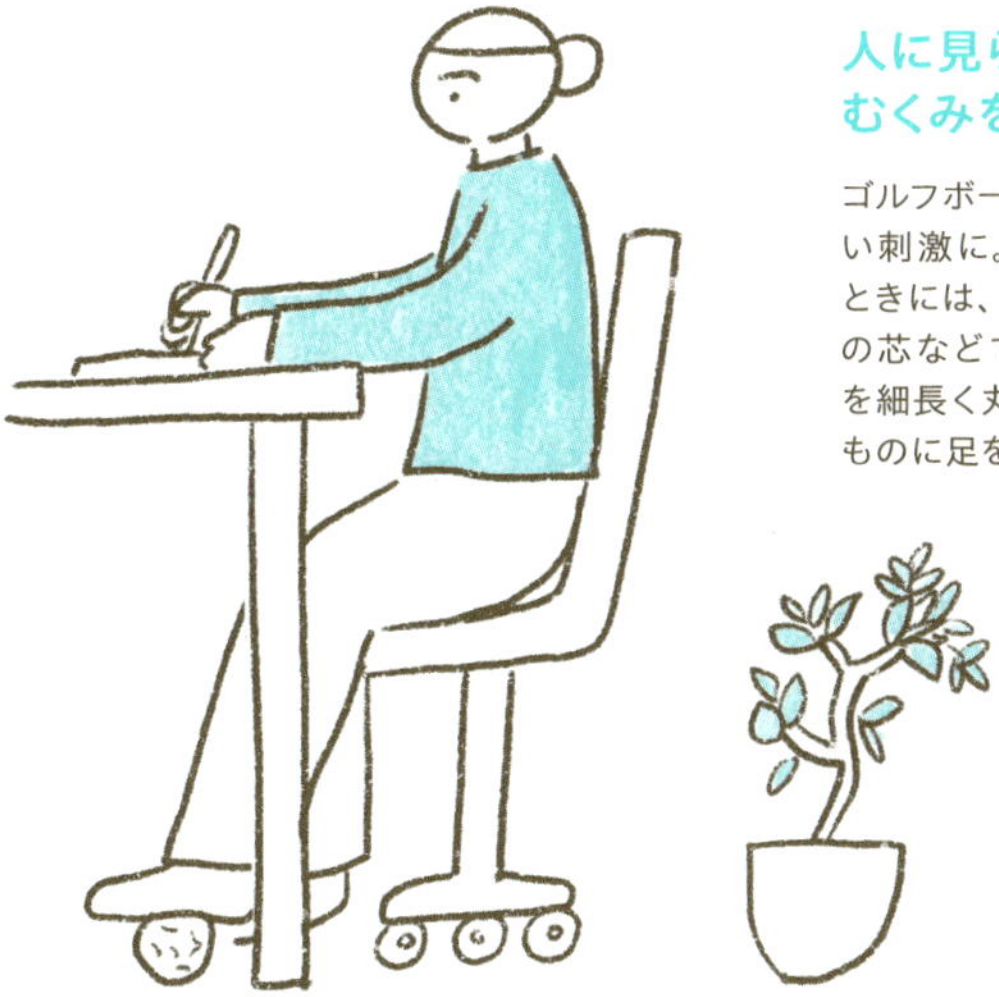

人に見られずむくみをスッキリ

ゴルフボールの凹凸がちょうどいい刺激に。ゴルフボールがないときには、テニスボールやラップの芯などで代用しても◎。雑誌を細長く丸め、タオルでくるんだものに足をのせてもOK。

終業までにむくみをなんとかしたい！ボールで足裏を密かにゴロゴロ

朝はなかったのに、仕事中の疲労やストレスによって体がどんどん冷え、夕方むくみが大変なことに！　そんなときは、デスクに忍ばせておいたゴルフボールが大活躍。そっととり出して、足をのせてゴロゴロしましょう。足裏には体中の内臓や器官に対応する「反射区」が多数あります。ツボと似ていますが、ツボが点なのに対し、反射区は比較的広い面なので、適当にゴロゴロ刺激するだけでも効果が期待できます。ボールでゴロゴロするだけなら、仕事中でもできそうですよね。足裏から末端の血流が回復し、全身の活性化にもつながります。終業後のデートの強い味方になってくれること間違いなし！

To Do 76

ジム帰り、むくんだときはそけい部刺激でケア

point

- 毛細血管を開かせるため、ウォームアップは重要
- そけい部を刺激すると血流がアップする
- 肩のつけ根の筋肉の緊張もほぐすとよりGOOD

そけい部（脚のつけ根）を押すだけで血流がアップ！

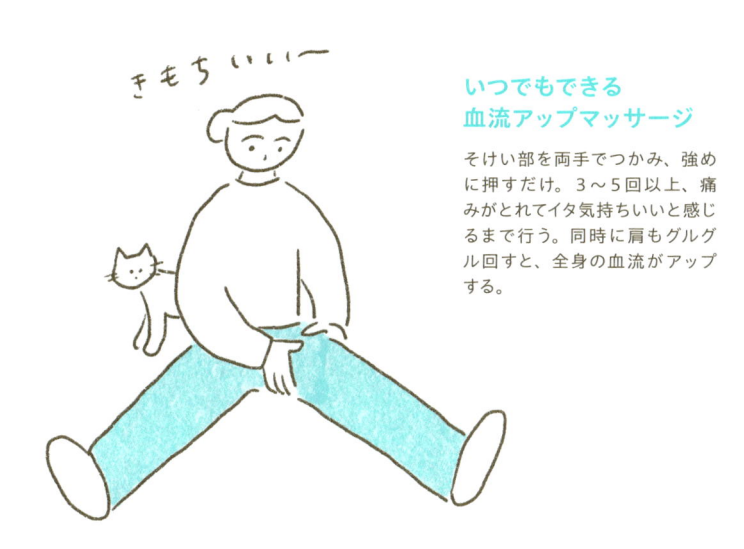

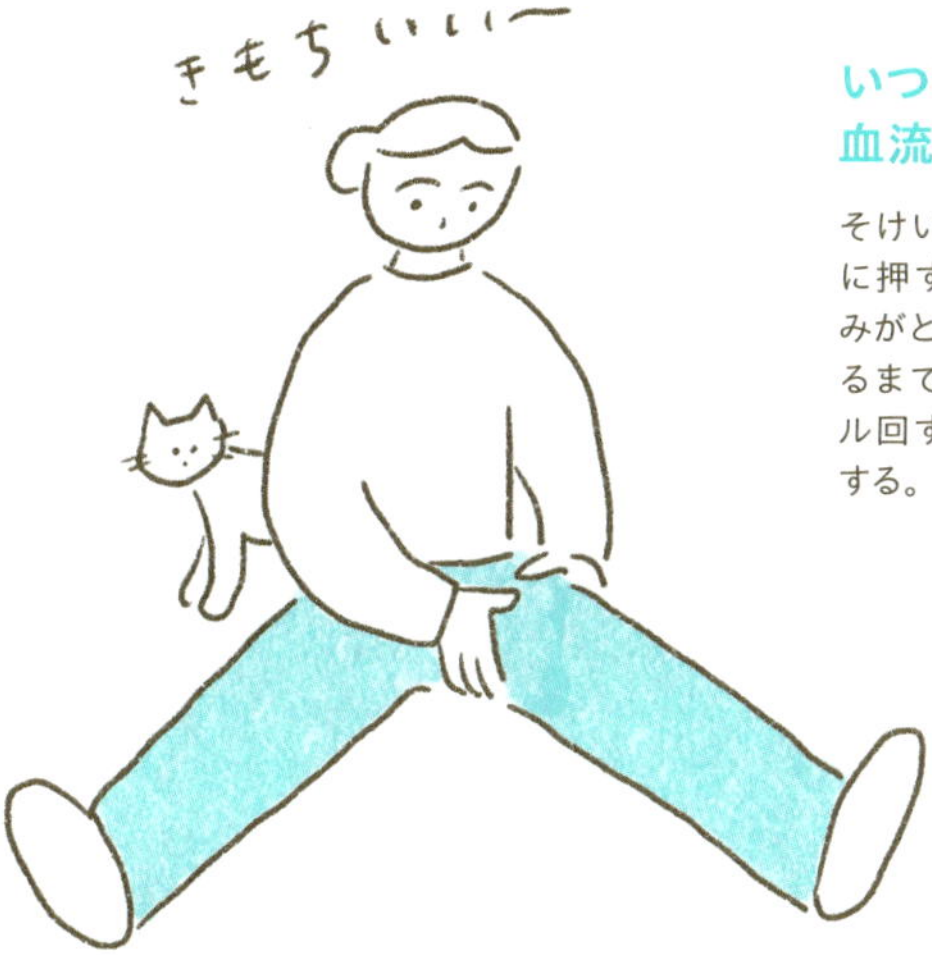

いつでもできる血流アップマッサージ

そけい部を両手でつかみ、強めに押すだけ。3〜5回以上、痛みがとれてイタ気持ちいいと感じるまで行う。同時に肩もグルグル回すと、全身の血流がアップする。

血流の悪さがむくみの要因。四肢のつけ根を刺激しよう

運動中、毛細血管が開く前にがんばり過ぎてしまうと、運動によって生まれた老廃物が排出されず、脚が重くなったりむくむことも。しっかりウォームアップして体を温めてから運動を始めるように気をつけましょう。また、股関節など手脚のつけ根の血流が悪くなっていることで、運動中の血液の循環がうまくいっていない可能性も。そんなときはそけい部を両手で強めに押すと血流がよくなるのでおすすめです。テニスボールなどをそけい部に置いて寝そべり、ゴロゴロする方法も簡単に刺激できて便利。同時に肩も回して、四肢のつけ根の血流を促してあげると、むくみも断然ラクになるはずです。

To Do 77

脚やせとむくみ解消を目指すなら、ダイエットスリッパ

美脚効果
血流アップ
老廃物排出
下半身のむくみ改善

point

▼ダイエットスリッパはお尻、ふくらはぎ、太ももの裏の筋肉も鍛えられるものが豊富
▼筋力アップで足の血流もアップ
▼足ツボつきを選べば老廃物の排出もスムーズに

ツボつきダイエットスリッパで むくみ知らずの美脚をゲット

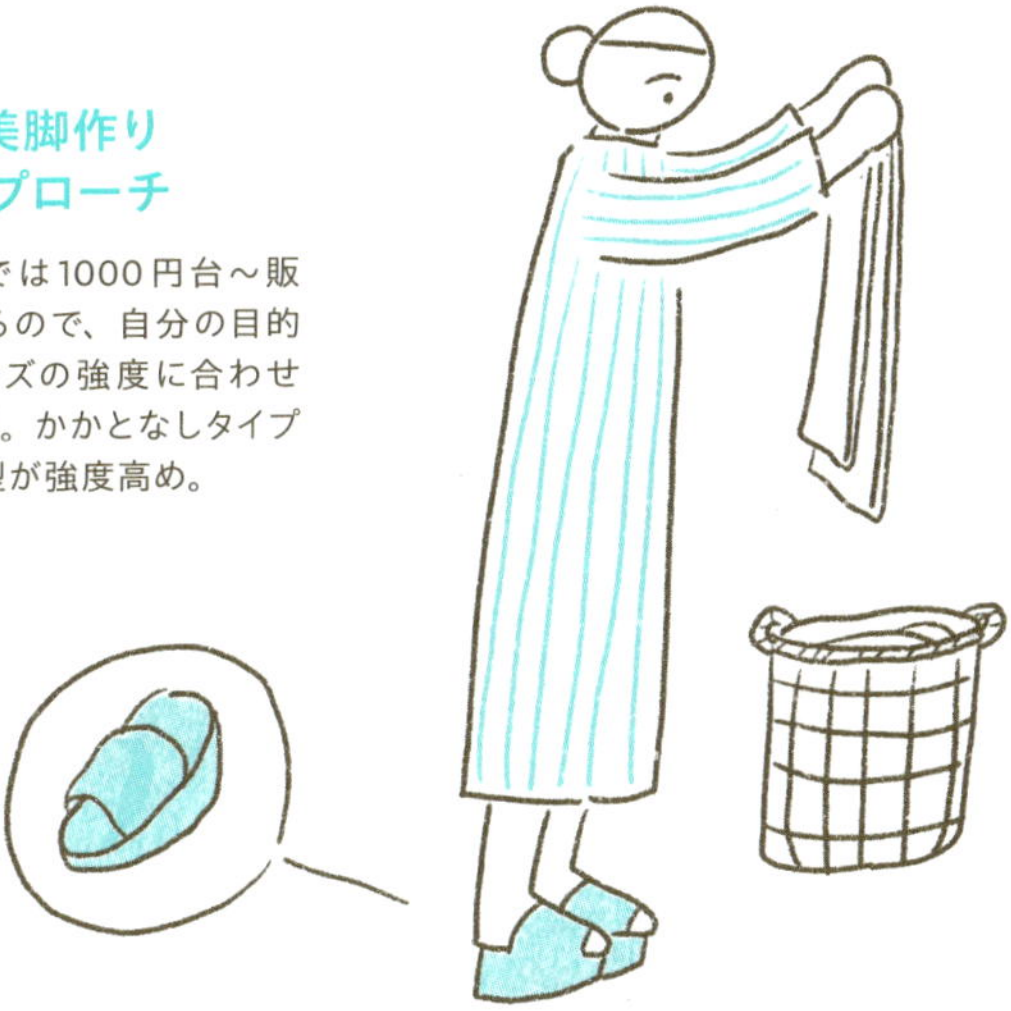

むくみと美脚作り 両方にアプローチ

ネット通販では1000円台～販売されているので、自分の目的やエクササイズの強度に合わせて購入しよう。かかとなしタイプや靴底U字型が強度高め。

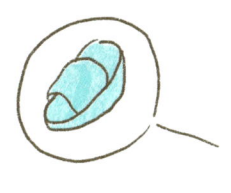

足ツボつきを選んで一石二鳥の美脚効果

ジムに行く時間はないけど美脚がほしい……そんな女性に人気なのが「ダイエットスリッパ」。かかとなしのタイプなら履くと自然とつま先立ちになり、お尻やふくらはぎの筋肉が鍛えられるなど、形によってさまざまな効果が期待できます。さらに、脚の筋肉を刺激することで、ふくらはぎの血液を押し出すポンプ機能が向上し、むくみ軽減にも大きく貢献できます。中でも足ツボを刺激するツボつきのタイプは、脚の筋肉を鍛えながら同時に足裏マッサージもでき、むくみ対策にダブルで役立ってくれる優れもの。ネットでもさまざまなタイプがあり気軽に購入できるので、目的に合わせてトライしてみて。

To Do 78

指輪やアクセサリーが入らない！ストレッチでむくみ箇所スッキリ

血流アップ

腕のコリ解消

リラックス効果

肩コリ解消

point

▼手指は重力がかかるのでむくみやすい

▼こわばった筋肉を伸ばすと血流アップ

▼筋肉が伸びるようにリラックスして行おう

手指のむくみに効く 前腕ストレッチ&グーパー運動

簡単なのに疲れもスッキリ!

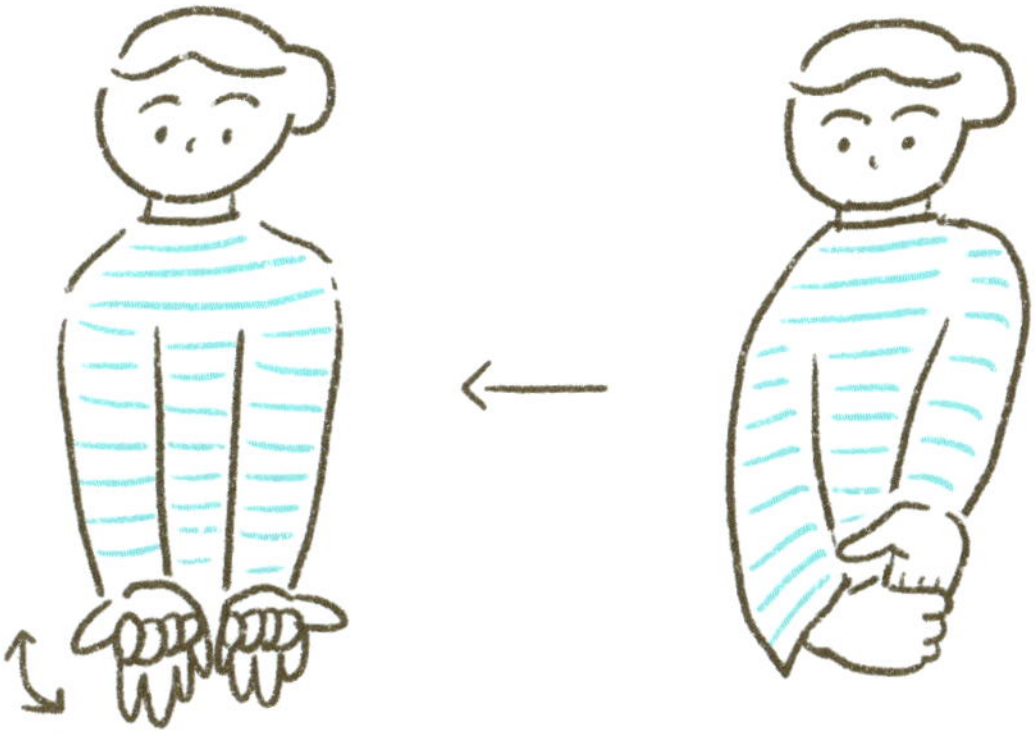

1 両腕を伸ばし右手で左手の親指以外の4本の指をつかむ。そのまま右手で左手を15秒反らす。

2 両腕を伸ばし手のひらを上にしてグーパーを交互に行う。グーは強く握り、パーは指を反らせて5～10回。

気づかないうちにむくんでいる手指 簡単ストレッチでスッキリ

顔や脚と並んでむくみやすいのが手指。体内の水分は重力がかかって下に向かうため、下に下ろしていることが多い手指にも水分が溜まりやすくなります。さらにパソコンでの細かい作業などの疲労もむくみに拍車をかけます。

そんなときには、いつでもどこでもできる簡単・手のストレッチを。上の図のように腕や指を伸ばしたり、グーパーするだけの簡単な動作ですが、思った以上に筋肉が固まっていたことを実感でき、心地よく感じるはず。筋肉は緊張すると力が入り伸びにくくなるため、体の力を抜き、ゆっくり呼吸しながら、リラックスを心がけて行いましょう。

To Do 79

パソコン作業で顔も肩もつらい！「肩ストレッチ」で緊急対策

point

- 同じ姿勢で長時間いると、血液循環が悪くなる
- 肩を動かすなど、1時間に1回は体を動かそう
- 体を動かすと血流がアップし、むくみが軽減する

「肩すぼめ体操」と「肩回し体操」で むくみと肩コリにサヨナラ

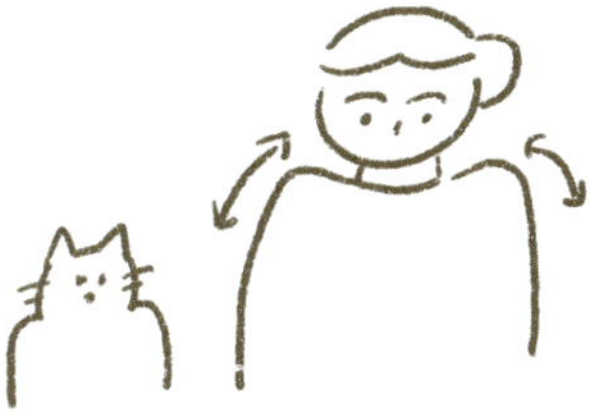

肩すぼめ体操

両肩をギューッとすぼめるように上に上げる。力を抜いてストンと下ろす。これを10回繰り返す。

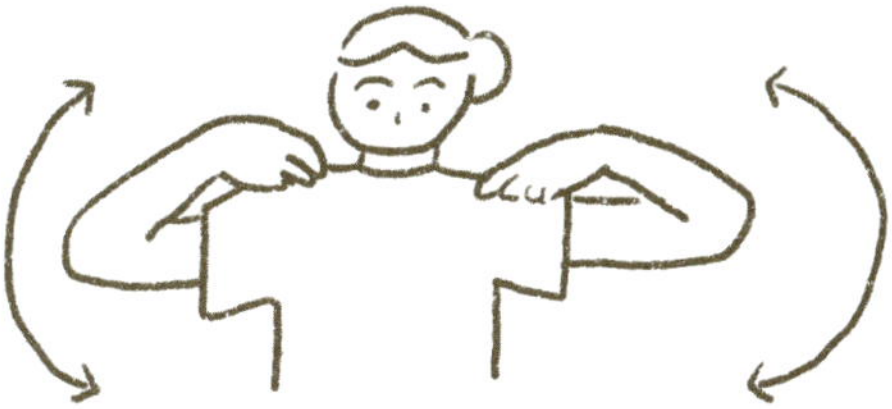

肩回し体操

両手を肩に添え、ひじで円を描くように回す。前回し、後ろ回しを交互に10回ずつ行う。

座りっぱなしは血流が悪化する！「肩ストレッチ」で解消を

繰り返しお伝えしてきましたが、長時間同じ姿勢、座りっぱなしでいると血液循環が悪化し、冷えが広がり水分や老廃物が排出できず、じわじわ溜まっていきます。その結果、夕方などに肩や首のコリ、顔や首周りのむくみが発生してしまうという現象は、働く現代人なら誰しも覚えがあるのでは？ そんなときは、超簡単な「肩ストレッチ」で緊急ケアを。肩をすぼめて回すだけというとても単純な動きですが、コリ・血流の改善を感じるという声が多く聞かれます。簡単で覚えやすく、オフィスなど場所を問わずにできるので、疲労を感じたときはいつでもどこでも、すぐに行いたいものです。

To Do 80

目や頭が疲れた、むくんでる……そんなときは、あずきが大活躍

point

- 思っているよりも、現代人の目は疲れている
- 目の筋肉が疲れると、頭痛、肩コリ、冷えを呼ぶ
- 疲労した筋肉は、温めるとほぐれやすくなる
- あずきの保温効果を使って、簡単にホットアイマスクを

あずきのホットアイマスクは
繰り返し使えて保温効果抜群！

あずきの
ホットアイマスクの
作り方

あずきは布や布袋に入れて包み、電子レンジ（500W）で40秒〜1分ほど温め、目の上にのせる。多忙な人は市販のあずきを使ったアイマスクを購入し使うのも手軽。

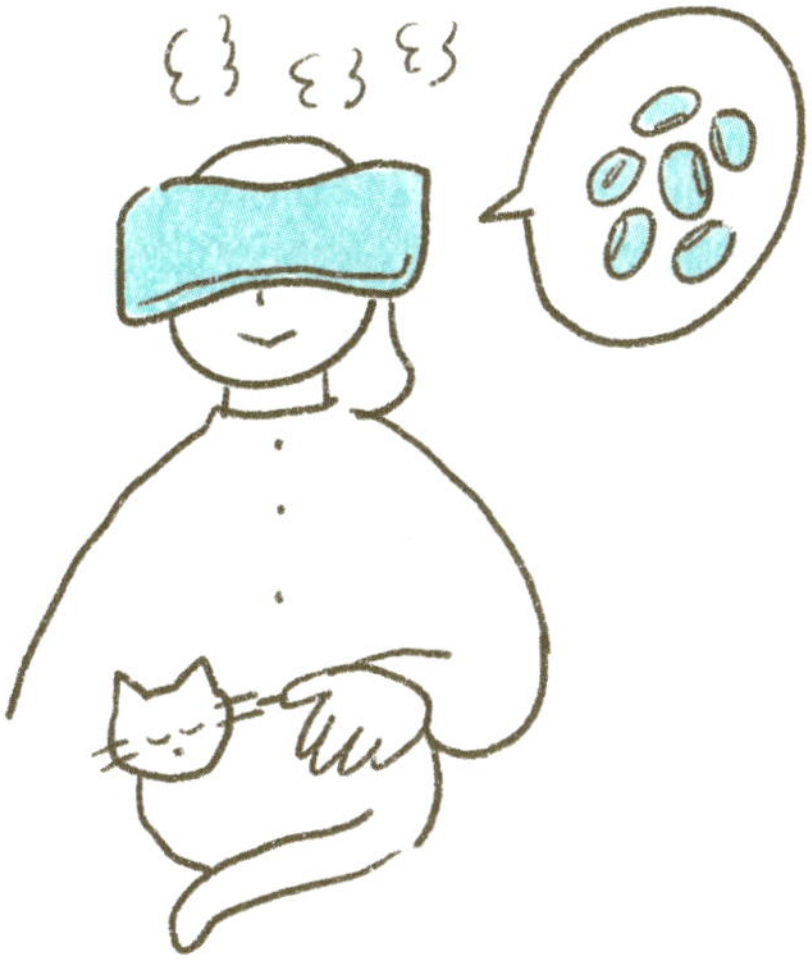

※あずきを温めると高温になる場合があるので、肌の弱い人や糖尿病など血行に障害のある人は、やけどに注意しよう。

天然のあずきに保温効果が！
目を温めて不調を脱却

スマホやパソコンなどを見続ける時間は1日どのくらいですか？　オフィスだけでなく、通勤中も液晶画面を見続けている人は多いはず。目を使い過ぎると目の中の水晶体を調整する筋肉が疲れてしまい、眼精疲労はもちろん、頭痛や肩コリ、冷えなどの不調にもつながります。そんな目がかすむ、疲れて頭が痛い、などと感じたときは「ホットアイマスク」を活用しましょう。

市販の蒸気で温めるタイプのマスクはもちろん、あずきを使ったマスクは特におすすめ。あずきは熱を吸収して長く温熱効果を発する働きがあるので、温かさが持続する優れたパックに。あずきを布で包んで電子レンジで温めて使うのもおすすめです。

To Do 81

むくみ+太りやすくなったら、がんばらないでできる筋トレ

point

▼加齢+筋肉量が減るとどんどんむくんで、太りやすくなる
▼筋肉量は、少しだけでも増やすべし!
▼寝転んで行えば、初心者さんでも気軽に筋トレできる

寝転んでできるからつらくない！
運動嫌いさんにもおすすめ筋トレ

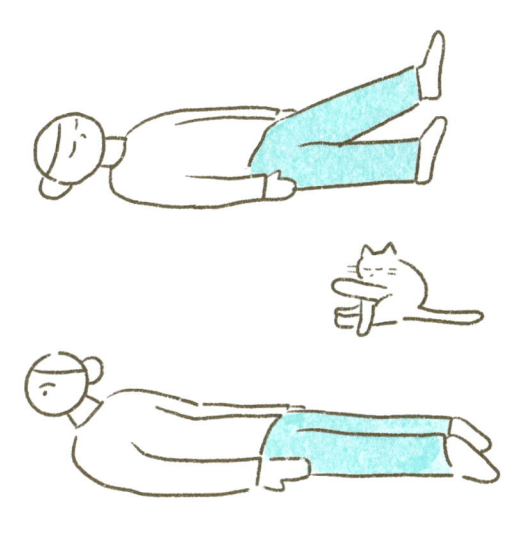

脚を伸ばして腹筋

仰向けに寝て両手は体の横に置く。左脚を上げて30秒キープし、右脚も同様に10回ずつ行う。

うつ伏せに寝て背筋強化

うつ伏せになり、両手は体の横に。ゆっくり状態を起こし5秒キープ。10回繰り返す。

むくみが脂肪を呼ぶ無限ループを断ち切るには、筋肉のパワー

脂肪だと思っていたタプタプが、実は水が溜まったむくみだったというケースも多いのはたしか。でもむくみだと思って放置していると冷えはますます助長されます。脂肪は冷えているところにつきやすく、冷えると固まります。むくみがさらに脂肪を呼び、相乗効果でプヨプヨし続けていく、という恐ろしいケースも。これを阻止したいなら、筋肉量を少しでも増やすことを心がけましょう。筋肉が増えれば熱が生まれ、基礎代謝も上がりさらには新陳代謝もアップします。床に寝転んで行うので、運動が苦手な人でも挑戦しやすい「簡単筋力アップの動き」を紹介します。ぜひ試してみてください。

監修者　**川嶋 朗**（かわしま・あきら）

北海道医学部医学科を卒業し、東京女子医科大学に入局。1993〜95年、ハーバード大学医学科マサチューセッツ総合病院に留学。東京女子医科大学附属青山自然医療研究所クリニック所長などを歴任した後、2022年より神奈川歯科大学大学院総合医療学講座特任教授、統合医療SDMクリニック院長。西洋医学と補完代替医療を統合した医療を実践。著書に『60歳から体温を「0.5度」アップする健康法』（飛鳥新社）など多数。

気になる「むくみ」不調を改善する
むくみとり事典

2024年11月8日　初版第1刷発行

監修者　川嶋朗
発行者　細野義朗
発行所　株式会社SDP
〒150-0022　東京都渋谷区恵比寿南1-9-6
TEL 03(5724)3975(第3編集)
TEL 03(5724)3963(出版営業ユニット)
ホームページ http://www.stardustpictures.co.jp

デザイン　月足智子
イラスト　いそのけい
DTP　M&K
校正　東京出版サービスセンター
編集協力　黒木博子　印田友紀（smile editors）
執筆協力　石原輝美　黒木博子（smile editors）、松田詩織
企画編集　阿部優梨香（SDP）
宣伝　藤井愛子（SDP）
営業　野辺澪香　武知秀典（SDP）
印刷製本　株式会社暁印刷

ISBN 978-4-910528-51-9